（2023版）

长三角地区
妇科疾病临床质量控制标准

主编　华克勤

 上海科技教育出版社

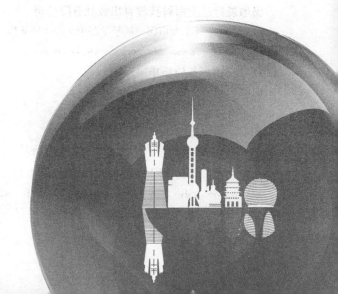

图书在版编目（CIP）数据

长三角地区妇科疾病临床质量控制标准：2023 版／
华克勤主编．—上海：上海科技教育出版社,2024.1

ISBN 978-7-5428-8033-8

Ⅰ．①长… Ⅱ．①华… Ⅲ．①长江三角洲-妇科病-
医疗质量管理-质量标准 Ⅳ．①R711-65

中国国家版本馆 CIP 数据核字（2023）第 185996 号

责任编辑 杨　翎
封面设计 符　劼

长三角地区妇科疾病临床质量控制标准（2023 版）
主编　华克勤

出版发行 上海科技教育出版社有限公司
　　　　　（上海市闵行区号景路 159 弄 A 座 8 楼　邮政编码 201101）
网　　址 www.sste.com　www.ewen.co
经　　销 各地新华书店
印　　刷 上海中华印刷有限公司
开　　本 890×1240　1/32
印　　张 7.25
版　　次 2024 年 1 月第 1 版
印　　次 2024 年 1 月第 1 次印刷
书　　号 ISBN 978-7-5428-8033-8/R·488
定　　价 48.00 元

本书编委会

主　编
华克勤

副主编
（按姓名拼音排序）

蔡云朗　程晓东　吕卫国　吴大保　张玉泉　周怀君

编　委
（按姓名拼音排序）

蔡云朗　东南大学附属中大医院

陈丽梅　复旦大学附属妇产科医院

陈晓军　复旦大学附属妇产科医院

陈义松　复旦大学附属妇产科医院

程晓东　浙江大学医学院附属妇产科医院

丛　青　复旦大学附属妇产科医院

丁　岩　复旦大学附属妇产科医院

董　晶　复旦大学附属妇产科医院

华克勤　复旦大学附属妇产科医院

蒋红元　复旦大学附属妇产科医院

李燕云　复旦大学附属妇产科医院

龙琦琦　复旦大学附属妇产科医院

卢　媛　复旦大学附属妇产科医院

鹿　欣　复旦大学附属妇产科医院

吕卫国　浙江大学医学院附属妇产科医院

罗雪珍　复旦大学附属妇产科医院

邱君君　复旦大学附属妇产科医院

史颖莉　复旦大学附属妇产科医院

苏椿淋　复旦大学附属妇产科医院

隋　龙　复旦大学附属妇产科医院

孙　红　复旦大学附属妇产科医院

孙晓溪　复旦大学附属妇产科医院

王晓娟　复旦大学附属妇产科医院

吴大保　中国科学技术大学附属第一医院

谢　锋　复旦大学附属妇产科医院

尧良清　复旦大学附属妇产科医院

易晓芳　复旦大学附属妇产科医院

袁　蕾　复旦大学附属妇产科医院

张海燕　复旦大学附属妇产科医院

张剑峰　复旦大学附属妇产科医院

张　炜　复旦大学附属妇产科医院

张旭垠　复旦大学附属妇产科医院

张玉泉　南通大学附属医院

赵　婷　复旦大学附属妇产科医院

郑韵熹　复旦大学附属妇产科医院

周怀君　南京大学医学院附属鼓楼医院

秘　书

（按姓名拼音排序）

卞志宏　复旦大学附属妇产科医院

陈丽莉　浙江大学医学院附属妇产科医院

蒋　来　中国科学技术大学附属第一医院

徐琳婕　南通大学附属医院

张剑峰　复旦大学附属妇产科医院

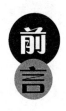

前言

　　妇科是医疗机构的一个诊疗科目,妇科临床诊疗质量与女性健康息息相关。近年来妇科临床诊疗技术飞速发展,同时患者的健康需求不断提升,为了全面准确贯彻国家"推进长三角更高质量一体化发展"重要指示精神,在沪、苏、浙、皖三省一市卫生健康委员会的领导下,三省一市的妇科临床质量控制(以下称"质控")中心经协商一致,于 2019 年 9 月在上海签署"长三角妇科质控一体化发展合作协议",成立了"长三角妇科质量控制一体化发展工作小组"和"长三角妇科质量控制一体化发展专家委员会"。合作目标为:在长三角区域内建立妇科临床质控一体化的工作机制和组织架构,形成一致性的妇科质控标准,开展同质化的质控培训,实施跨区域联合质控评价,努力提高长三角区域内妇科临床质控的同质化水平,共同推进长三角妇科临床质控的一体化发展。

　　2020 年和 2021 年,长三角妇科质量控制一体化发展专家委员会先后编制了《长三角地区妇科单病种质控标准(2020 版)》和《长三角地区妇科单病种质控标准(2021版)》,共计包括 12 个妇科疾病的临床质控标准。经过系统培训和解读,长三角地区各医疗机构均已严格按照质控标准执行,有效提高了长三角区域内妇科临床质控同质化水平。

由于前两版各位专家的笔耕不辍，使得这两套单病种手册成为华东地区各医疗机构妇科疾病临床质控的重要参照执行标准。

2022年，为了满足广大妇科医师的需求，我们将十二大妇科单病种标准汇集成一册。在此基础上，今年我们又完成了手册内容的更新，并以《长三角地区妇科疾病临床质量控制标准（2023版）》为书名将其出版。

本书的编制得到长三角地区三省一市妇科质控中心全体专家委员的大力支持和帮助，谨此表示衷心感谢！

上海市妇科临床质量控制中心

江苏省妇科医疗质量控制中心

浙江省妇科临床质量控制中心（筹）

安徽省妇科质量控制中心

2023年7月

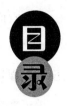

1 宫 颈 癌

>>>

宫颈癌质控标准

一、本质控标准适用于宫颈癌手术患者

二、本质控标准采用美国癌症联合会(AJCC)TNM 分期和国际妇产科联盟(FIGO)2018 年宫颈癌手术分期系统(表 1-1)

表 1-1 宫颈癌 AJCC TNM 分期和 FIGO 2018 年手术分期系统

TNM 分期	FIGO 分期	描　　述
原发肿瘤(T)		
TX		原发肿瘤无法评估
T0		无原发肿瘤证据
T1	Ⅰ 期	肿瘤局限于宫颈(是否扩散至宫体不予考虑)
T1a	Ⅰ A	镜下浸润癌,浸润深度≤5 mm
T1a1	Ⅰ A1	间质浸润深度≤3 mm
T1a2	Ⅰ A2	间质浸润深度>3 mm 且≤5 mm
T1b	Ⅰ B	肿瘤浸润深度>5 mm(超过 Ⅰ A 期),癌灶局限于宫颈
T1b1	Ⅰ B1	间质浸润深度>5 mm,癌灶最大径线≤2 cm
T1b2	Ⅰ B2	癌灶最大径线>2 cm 且≤4 cm
T1b3	Ⅰ B3	癌灶最大径线>4 cm
T2	Ⅱ 期	肿瘤超越子宫,但未达阴道下 1/3 或未达骨盆壁
T2a	Ⅱ A	肿瘤侵犯阴道上 2/3,无宫旁浸润
T2a1	Ⅱ A1	癌灶最大径线≤4 cm
T2a2	Ⅱ A2	癌灶最大径线>4 cm
T2b	Ⅱ B	有宫旁浸润,但未达骨盆壁

TNM 分期	FIGO 分期	描　述
T3	Ⅲ期	肿瘤累及阴道下 1/3,和(或)达到骨盆壁,和(或)引起肾盂积水或肾无功能,和(或)累及盆腔和(或)腹主动脉旁淋巴结
T3a	ⅢA	肿瘤累及阴道下 1/3,但未达到骨盆壁
T3b	ⅢB	肿瘤扩展到骨盆壁,和(或)引起肾盂积水或肾无功能(除非已知由其他原因所引起)
	Ⅳ期	肿瘤侵犯膀胱黏膜或直肠黏膜(活检证实),和(或)超出真骨盆(泡状水肿不分为Ⅳ期)
T4	ⅣA	侵犯骨盆邻近器官

区域淋巴结(N)

NX		区域淋巴结无法评估
N0		无区域淋巴结转移
N0(i+)		区域淋巴结见孤立肿瘤细胞≤0.2 mm
	ⅢC	不论肿瘤大小和扩散程度,累及盆腔和(或)腹主动脉旁淋巴结(包括微转移,注明 r 或 p)
N1	ⅢC1	仅盆腔淋巴结转移
N2	ⅢC2	腹主动脉旁淋巴结转移

远处转移(M)

M0		无远处转移
M1	ⅣB	远处转移

注:
1. 如分期存在争议,应归入更早的期别。
2. 初治患者手术前后分期可以改变,但复发、转移时不再重新分期。
3. 所有分期均可利用影像学和病理学结果对临床检查的肿瘤大小和扩散程度进行补充;但术后病理学诊断可取代术前影像学判断。
4. 淋巴脉管间隙浸润(LVSI)不改变分期,不再考虑病灶浸润宽度。
5. 淋巴结孤立肿瘤细胞转移不改变分期,但需要文字说明。
6. 淋巴结转移归为ⅢC,注明 r(影像学)和 p(病理学)。如影像学提示盆腔淋巴结转移,分期为ⅢC1r,经病理学证实为ⅢC1p;需注明采用的影像学检查方法或病理学技术。

三、宫颈癌评估及治疗的总体原则

1. 术前评估原则

根据患者一般情况、病史、全身体格检查、妇科检查、宫颈细胞学检查、人乳头瘤病毒(HPV)检测、阴道镜检查、组织病理学检查(或外院病理学检查)、影像学检查、生化检查、肿瘤标志物检查等综合判断。对可能存在心肺功能障碍的患者进行心肺功能评估。对存在内外科并发症的患者进行相关专科评估。

1.1 妇科检查

需详细记录肉眼可见的宫颈质地是否饱满,肿瘤大小,以及宫旁浸润、阴道累及程度等。必要时可在静脉麻醉下行妇科检查,了解有无宫旁浸润。

1.2 病理阶梯诊断程序

采用宫颈细胞学检查和(或)高危型 HPV DNA 检测、和(或)阴道镜检查、宫颈活体组织检查(以下称"活检")的阶梯诊断程序,确诊依据为病理组织学诊断。对于宫颈细胞学检查多次阳性而宫颈活检阴性者或宫颈活检为高级别鳞状上皮内病变(HSIL)者或可疑微小浸润癌者,应行宫颈锥切术。

1.3 影像学检查

1.3.1 首选盆腔增强磁共振(MRI)评估局部病灶范围。无 MRI 条件或 MRI 禁忌时,可行盆腔增强 CT 或经阴道超声。

1.3.2 ⅠB1 期及以上者,可行全身正电子发射计算机断层显像(PET/CT)或胸部 CT+腹部增强 CT+盆腔增强 CT 检查评估转移情况。

1.3.3 根据临床症状及可疑转移病灶诊断,选择其他影像学检查,如泌尿系统造影或超声、肾图检查。

1.4 内镜检查

ⅠB2 期及以上怀疑膀胱和(或)直肠受侵犯的患者,可行麻醉下膀胱镜和(或)肠镜检查,必要时做病理活检。

2. 手术原则

2.1 应根据分期、是否保留生育功能等情况综合考虑

术式包括行宫颈锥切、单纯子宫切除(筋膜外子宫切除)、次广泛(改良根治)性子宫切除+双侧盆腔淋巴结切除或前哨淋巴结切除、广泛性子宫切除+双侧盆腔淋巴结或前哨淋巴结切除、广泛性宫颈切除术+双侧盆腔淋巴结或前哨淋巴结切除、盆腔廓清术等。

2.2 手术途径

可根据术式经腹(首选)、腹腔镜或机器人辅助腹腔镜、经阴道进行,无论

采用何种途径和术式,术中均应遵循无瘤操作原则。

2.3 术前告知

需将不同治疗方案、不同手术途径和术式的风险和益处明确告知患者。

2.4 前哨淋巴结显影活检

可用于经选择的Ⅰ期患者。尽管可用于病灶直径<4 cm 的患者,但肿瘤直径<2 cm 时效果更好。

需严格按照以下检测流程:

2.4.1 切除所有显影的淋巴结(如 HE 染色无转移,需进行超分期检测)。

2.4.2 不论有无显影,切除任何可疑淋巴结。

2.4.3 一侧没有显影淋巴结时,切除该侧髂内和髂外等高危淋巴结。

2.4.4 肿瘤和宫旁组织整块切除。

2.5 术式改变

术中如要改变任何手术方式,应及时与患者家属沟通,必须有术中谈话记录和签字。

2.6 手术记录

应详细记录术中探查情况、完整描述手术过程,记录手术切除组织的大体检查情况,包括肉眼见病灶大小、切除宫旁组织与阴道壁长度等。

2.7 术中会诊

对有可能需要术中内外科会诊的患者,应提前告知患者家属及医务管理部门。

3. 病理评估原则

3.1 宫颈癌的病理学类型

遵照妇科肿瘤 WHO 分类(2020 版)原则。

3.2 子宫

需描述子宫切除类型、病理学类型、组织学分级、肿瘤大小及部位、间质浸润深度、有无 LVSI、手术切缘情况。

3.3 其他切除组织或器官

包括阴道、宫旁组织、输卵管、卵巢、腹膜、大网膜等,有无癌灶累及。

3.4 宫颈癌标本均推荐行 HPV 检测

首选 HPV 原位杂交(ISH)或分子学检测。当无法行 HPV 检测时,也可行 *p16* 检测。

3.5 如有切除淋巴结

需描述检获淋巴结部位及数目,有无转移(包括有无孤立肿瘤细胞或微转移)。前哨淋巴结如无转移则需进行超分期检测。

3.6 复发、转移或进展患者

可考虑行错配修复(MMR)系统或微卫星不稳定性(MSI)检测或程序性死亡受体配体1(PD-L1)检测及 *RET* 融合基因检测。

4. 放射治疗原则

4.1 方法

包括盆腔外照射放疗(EBRT),阴道近距离放疗(VBT),术中放疗(IORT)。

4.2 具体方案

根据手术病理分期及复发转移中高危因素,制订放疗方案及放疗野,遵循放疗相关质控标准。

5. 全身治疗原则

5.1 同期放化疗药物

首选顺铂,有顺铂禁忌或不能耐受者可采用卡铂。

5.2 复发或转移性宫颈癌患者

可采用一线联合化疗方案,帕姆单抗+顺铂或卡铂+紫杉醇±贝伐珠单抗(PD-L1 阳性),或顺铂+紫杉醇+贝伐珠单抗,或卡铂+紫杉醇+贝伐珠单抗;或者其他二线治疗,遵循化疗相关质控标准。

5.3 新辅助化疗(NACT)

不推荐。对ⅠB3 期、ⅡA2 期患者,在缺乏放疗设备地区或开展临床研究者,可行 NACT 后再手术。需要注意的是巨块型和腺癌对 NACT 反应率低。

6. 加速康复外科(ERAS)应用原则

可对早期肿瘤患者开展加速康复围手术期管理,遵循 ERAS 围手术期管理相关流程。

7. 静脉血栓栓塞(VTE)风险评估与预防原则

对所有肿瘤患者进行深静脉血栓栓塞风险评估,并按照评分进行分层预防,遵循 VTE 预防管理相关流程。

8. 预防性抗菌药物选择与使用时机

宫颈癌手术属于 Ⅱ 类切口手术,涉及阴道等开放性脏器,若术后继发感染,增加住院时间和住院费用。遵循《抗菌药物临床应用指导原则(2015 年版)》,围手术期预防性应用抗菌药物可显著降低术后感染的发生率。

8.1 预防性抗菌药物品种选择

第一、二代头孢菌素(可加用甲硝唑),或头霉素类。

8.2 给药方法

给药途径为静脉输注,应在皮肤、黏膜切开前 0.5~1 h 内或麻醉开始时给药。

8.3 预防用药维持时间

抗菌药物的有效覆盖时间应包括整个手术过程。如手术时间超过 3 h 或超过所用药物半衰期的 2 倍,或成人出血量超过 1 500 mL,术中应追加 1 次。清洁-污染手术和污染手术的预防用药时间为 24 h,污染手术必要时延长至术后 48 h。

9. 手术安全核查原则

由具有资质的手术医师、麻醉医师及手术室护士三方,分别在麻醉实施前、手术开始前及患者离开手术室前,共同对患者身份和手术部位等内容进行核查。

四、宫颈癌诊疗方案选择

1. 不保留生育者初始治疗方案

1.1 ⅠA1 期无 LVSI(图 1-1)

先行宫颈锥切术±宫颈管搔刮术。锥切切缘至少 1 mm 阴性[无浸润性病

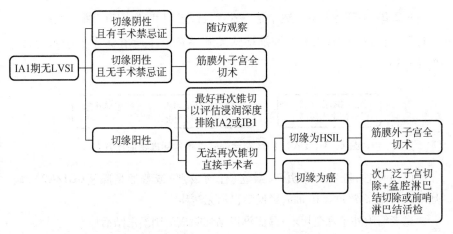

图1-1　ⅠA1期无LVSI治疗方案

变或高级别鳞状上皮内病变(HSIL)〕。

1.1.1　如切缘阴性且有手术禁忌证,可随访观察。

1.1.2　如切缘阴性且无手术禁忌证,行筋膜外子宫全切术。

1.1.3　如切缘阳性,最好再次锥切,以评估浸润深度排除ⅠA2或ⅠB1期。

1.1.4　如切缘阳性,但无法再次锥切而直接手术者:切缘为HSIL者,行筋膜外子宫全切术;切缘为癌者,行次广泛子宫切除+盆腔淋巴结切除术或前哨淋巴结活检。

1.2　ⅠA1期合并LVSI(+)和ⅠA2期合并LVSI(+)(图1-2)

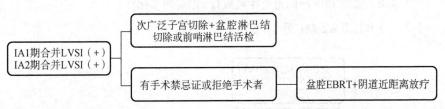

图1-2　ⅠA1期合并LVSI(+)和ⅠA2期合并LVSI(+)治疗方案

1.2.1　次广泛子宫切除+盆腔淋巴结切除或前哨淋巴结活检。

<45岁鳞癌患者可保留卵巢,有卵巢癌或乳腺癌家族史的患者,建议遗传咨询,行*BRCA*基因检测。有*BRCA*基因突变的患者,告知风险,根据患者年龄和意愿决定是否保留卵巢。

1.2.2 有手术禁忌证或拒绝手术者,行盆腔 EBRT+阴道近距离放疗。

1.3 ⅠA2、ⅠB1 期(根据锥切结果且满足以下所有保守性手术标准,图 1-3)

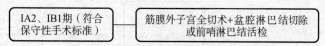

图 1-3　ⅠA2、ⅠB1 符合保守性手术标准者治疗方案

LVSI 阴性,锥切切缘阴性,鳞癌(任何级别)或普通型腺癌(G1/G2),病灶≤2 cm,浸润深度≤10 mm,影像学提示无转移。

患者筋膜外子宫全切术+盆腔淋巴结切除或前哨淋巴结活检。

1.4 ⅠB1(不符合保守性手术标准)、ⅠB2 和ⅡA1 期(图 1-4)

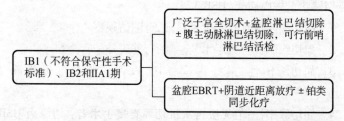

图 1-4　ⅠB1(不符合保守性手术标准)、ⅠB2 和ⅡA1 期治疗方案

1.4.1 广泛子宫全切术+盆腔淋巴结切除±腹主动脉旁淋巴结切除,可行前哨淋巴结活检。<45 岁鳞癌患者可保留卵巢(有肿瘤家族史者,同前)。

1.4.2 盆腔 EBRT+阴道近距离放疗±铂类同步化疗。

1.5 ⅠB3、ⅡA2 期(图 1-5)

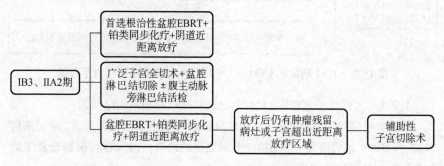

图 1-5　ⅠB3、ⅡA2 期治疗方案

1.5.1 首选根治性盆腔 EBRT+铂类同步化疗+阴道近距离放疗。

1.5.2 广泛子宫全切术+盆腔淋巴结切除±腹主动脉旁淋巴结活检。

1.5.3 盆腔 EBRT+铂类同步化疗+阴道近距离放疗,放疗后仍有肿瘤残留、病灶或子宫超出近距离放疗区域,可再考虑行辅助性子宫切除术。

1.6 部分 I B3 和 II A2、II B、III、IV A 期(非首次手术治疗)(图 1-6)

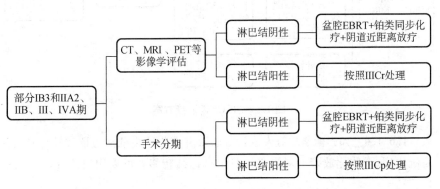

图 1-6 部分 I B3 和 II A2、II B、III、IV A 期治疗方案

1.6.1 先行影像学检查评估,行全身 PET/CT 或胸部 CT、腹部增强 CT、盆腔增强 CT 检查评估转移情况,盆腔增强 MRI 评估局部病灶情况。根据淋巴结评估情况选择相应的处理。

1.6.1.1 如未发现淋巴结转移,可行盆腔 EBRT+铂类同步化疗+阴道近距离放疗。

1.6.1.2 如影像学检查发现盆腔淋巴结阳性而腹主动脉旁淋巴结阴性(图 1-7)。

1.6.1.2.1 盆腔 EBRT+铂类同步化疗+阴道近距离放疗±腹主动脉旁淋巴结放疗。

1.6.1.2.2 腹主动脉旁淋巴结手术分期,术后病理腹主动脉旁淋巴结阴性,行盆腔 EBRT+铂类同步化疗+阴道近距离放疗;术后病理腹主动脉旁淋巴结阳性,行盆腔及腹主动脉旁延伸野 EBRT+铂类同步化疗+阴道近距离放疗。

1.6.1.3 如影像学检查发现盆腔淋巴结和腹主动脉旁淋巴结均阳性,须行盆腔及腹主动脉旁延伸野 EBRT+铂类同步化疗+阴道近距离放疗(图 1-7)。

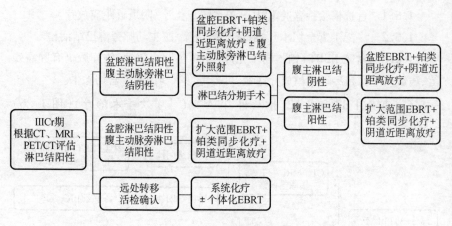

图 1-7　ⅢCr 期治疗方案

1.6.1.4　如影像学检查发现远处转移并有临床指征活检证实转移者,行系统化疗±个体化放疗。局限于锁骨上淋巴结转移者可采用根治性治疗(图 1-7)。

1.6.2　先手术分期行淋巴结切除术。根据术后淋巴结情况选择相应的处理。

1.6.2.1　如未发现淋巴结转移,可行盆腔 EBRT+铂类同步化疗+阴道近距离放疗,或可行广泛子宫全切术。

1.6.2.2　如盆腔淋巴结阳性、腹主动脉旁淋巴结阴性即ⅢC1p,行盆腔EBRT+铂类同步化疗+阴道近距离放疗;或可进入临床试验,继续行广泛子宫全切术(图 1-8)。

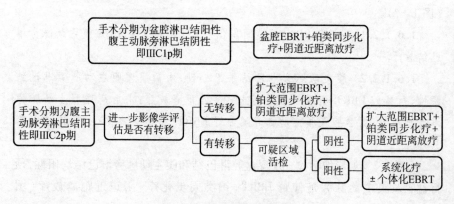

图 1-8　ⅢCp 期治疗方案

1.6.2.3 如腹主动脉旁淋巴结阳性即ⅢC2p,需根据临床指征补充进一步的影像学检查,评估是否有更广泛的转移。如确定无其他远处转移,行盆腔及腹主动脉旁延伸野 EBRT+铂类同步化疗+阴道近距离放疗。如有更远处转移,有临床指征者在可疑处活检,活检阴性者行盆腔及腹主动脉旁延伸野 EBRT+铂类同步化疗+阴道近距离放疗;活检阳性者行系统化疗±个体化放疗(图1-8)。

1.7 ⅣB 期

1.7.1 适合局部治疗者

1.7.1.1 手术切除±个体化 EBRT。

1.7.1.2 局部消融±个体化 EBRT。

1.7.1.3 个体化 EBRT±系统治疗。

1.7.1.4 辅助系统治疗。

1.7.2 不适合局部治疗者

1.7.2.1 系统治疗。

1.7.2.2 最佳支持治疗。

2. 保留生育者初始治疗方案

2.1 保留生育功能指征

2.1.1 ⅠA1~ⅠB2期,推荐肿瘤病灶≤2 cm,2~4 cm 也可选择性进行。

2.1.2 病理学类型为鳞癌、腺癌(普通型,HPV 相关)、腺鳞癌。小细胞神经内分泌肿瘤、胃型腺癌(也叫微偏腺癌或恶性腺癌)患者不推荐保育手术。

2.1.3 术前影像学评估肿瘤局限于宫颈,未达宫颈内口以上水平,无淋巴结转移证据。

2.1.4 术后病理学证实无淋巴结转移,距宫颈上切缘 5 mm 处无肿瘤累及。

2.1.5 年轻(建议≤45 岁)有强烈生育要求,并充分知情签字同意。

2.1.6 建议生殖内分泌专家会诊排除其他原因引起的不孕因素。

2.2 ⅠA1 期无 LVSI(图1-9)

先行宫颈锥切术±宫颈管搔刮术。

2.2.1 如切缘阴性(推荐整块切除病灶,至少 1 mm 阴性切缘),即无浸润性病变或高级别鳞状上皮病变(HSIL),术后可随访观察。

2.2.2 如切缘阳性,再次锥切或行宫颈切除术。

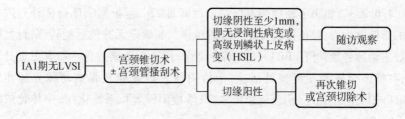

图 1-9 ⅠA1 期无 LVSI 保育治疗方案

完成生育后对于持续性 HPV 阳性或细胞学异常或有手术意愿者行子宫切除术。

2.3 ⅠA2、ⅠB1 期(根据锥切结果且满足以下所有保守性手术标准，图 1-10)

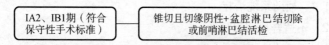

图 1-10 ⅠA2、ⅠB1 期符合保守性手术标准保育治疗方案

LVSI 阴性,锥切切缘阴性,鳞癌(任何级别)或普通型腺癌(G1 或 G2),病灶≤2 cm,浸润深度≤10 mm,影像学提示无转移。

锥切且切缘阴性+盆腔淋巴结切除或前哨淋巴结活检。

完成生育后对于持续性 HPV 阳性或细胞学异常或有手术意愿者行子宫切除术。

2.4 ⅠA1 期合并 LVSI(+) 和 ⅠA2 期合并 LVSI(+)(图 1-11)

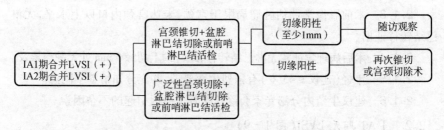

图 1-11 ⅠA1 期合并 LVSI(+) 和 ⅠA2 期合并 LVSI(+)保育治疗方案

2.4.1 宫颈锥切+盆腔淋巴结切除或前哨淋巴结活检。

切缘阴性者(至少 1 mm)术后可随访观察。

切缘阳性者,再次锥切或行宫颈切除术。

12

2.4.2 直接行广泛性宫颈切除+盆腔淋巴结切除或前哨淋巴结活检。

完成生育后对于持续性 HPV 阳性或细胞学异常或有手术意愿者行子宫切除术。

2.5　ⅠB1(不符合保守性手术标准)和选择性ⅠB2 期(图 1－12)

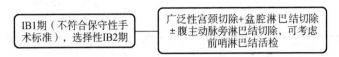

图 1－12　ⅠB1 期(不符合保守性手术标准),选择性ⅠB2 期保育治疗方案

行广泛性宫颈切除+盆腔淋巴结切除±腹主动脉旁淋巴结切除,可考虑前哨淋巴结活检。

肿瘤直径≤2 cm 者,手术路径可经腹或经腹腔镜、机械臂辅助腹腔镜或经阴道行广泛性宫颈切除术。

肿瘤直径 2~4 cm 者,应行经腹入路。

3. 宫颈癌术后辅助治疗

根据术后病理是否存在中危及高危因素给予辅助治疗。

3.1　淋巴结阴性、切缘阴性及宫旁浸润阴性者(图 1－13)

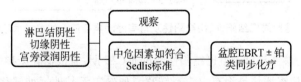

图 1－13　淋巴结、切缘及宫旁浸润均阴性患者术后辅助治疗

3.1.1　可以观察。

3.1.2　根据是否存在中危因素(肿瘤大小、宫颈间质浸润、LVSI 阳性)进行补充盆腔 EBRT±铂类同步化疗。

3.1.2.1　鳞癌按照"Sedlis 标准"(表 1－2)补充治疗。

表 1－2　Sedlis 标准(术后淋巴结、切缘及宫旁浸润阴性者辅助治疗)

LVSI	宫颈间质浸润	肿瘤大小(取决于临床触诊)
+	深 1/3	任何大小
+	中 1/3	最大径≥2 cm

LVSI	宫颈间质浸润	肿瘤大小（取决于临床触诊）
+	浅 1/3	最大径≥5 cm
−	中或深 1/3	最大径≥4 cm

3.1.2.2 腺癌可采用四因素模型：腺癌、LVSI 阳性、肿瘤>3 cm 和深间质浸润，满足这 4 个因素中的任何 2 个，追加放疗可获益。

3.1.2.3 分别针对鳞癌和腺癌复发风险的列线图（nomogram）可能能够更准确预测复发风险，指导给予辅助放疗。

3.2 高危因素包括淋巴结阳性、切缘阳性及宫旁浸润

3.2.1 盆腔淋巴结阳性、切缘阳性、宫旁浸润具备任何一个均推荐术后补充盆腔 EBRT+铂类同步化疗±阴道近距离放疗。阴道切缘阳性及阳性切缘<5 mm 者，阴道近距离放疗可增加疗效（图 1－14）。

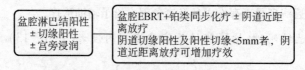

图 1－14 盆腔淋巴结阳性、切缘阳性及宫旁浸润具备任一的患者术后辅助治疗

3.2.2 腹主动脉旁淋巴结阳性者即ⅢC2p 期，需根据临床指征补充进一步的影像学检查评估是否有更广泛转移。如确定无其他远处转移，行扩大范围 EBRT+铂类同步化疗±阴道近距离放疗。如有更远处转移，有临床指征者在可疑处活检，活检阴性者行扩大范围 EBRT+铂类同步化疗+阴道近距离放疗；活检阳性者行系统化疗±个体化放疗（图 1－15）。

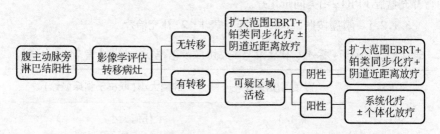

图 1－15 腹主动脉旁淋巴结阳性患者（ⅢC2p）术后辅助治疗

4. 意外发现的宫颈癌

指单纯子宫全切术后意外发现的浸润性宫颈癌。

4.1 ⅠA1 期(图 1-16)

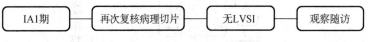

图 1-16 意外发现的宫颈癌ⅠA1 期治疗方案

再次复核病理切片,如无 LVSI,可随访观察。

4.2 ⅠA2、ⅠB1 期(根据全子宫切除结果且满足以下所有保守性手术标准,图 1-17)

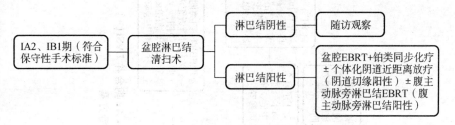

图 1-17 意外发现的宫颈癌ⅠA2、ⅠB1 期治疗方案

LVSI 阴性,切缘阴性,鳞癌(任何级别)或普通型腺癌(G1 或 G2),病灶 ≤2 cm,浸润深度 ≤10 mm,影像学提示无转移。

补充行盆腔淋巴结清扫术。

4.2.1 如淋巴结阴性,随访观察。

4.2.2 如淋巴结阳性,行盆腔 EBRT±腹主动脉旁淋巴结 EBRT(腹主动脉旁淋巴结阳性)+铂类同步化疗±个体化阴道近距离放疗(阴道切缘阳性)

4.3 ⅠA1 期合并 LVSI(+)、ⅠA2 期合并 LVSI(+)、ⅠB1 期(不符合保守性手术标准),或切缘阳性,或有病灶残留者

建议完善病史、体格检查、血常规和肝肾功能检查、影像学检查(图 1-18)。

4.3.1 如切缘阴性、影像学检查阴性:

4.3.1.1 盆腔 EBRT+阴道近距离放疗±铂类同步化疗。

4.3.1.2 对于子宫全切术病理无中危、高危因素者,可行宫旁广泛性切除+阴道上段切除+盆腔淋巴结清扫术±腹主动脉旁淋巴结活检。术后淋巴结

15

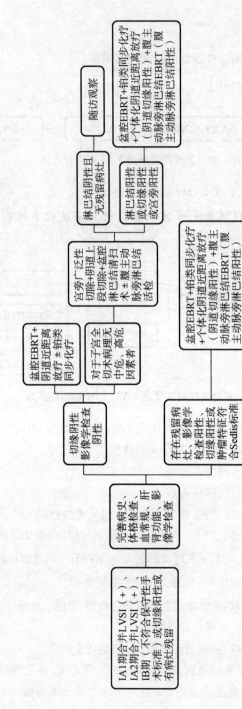

图 1 - 18 意外发现的 I A1 期合并 LVSI（+）、I A2 期合并 LVSI（+）、I B1 期（不符合保守性手术标准、
或切缘阳性，或病灶残留宫颈癌治疗方案）

16

阴性且无残留病灶者可随访观察;术后淋巴结或切缘或宫旁阳性者,建议盆腔EBRT+铂类同步化疗,阴道切缘阳性者加个体化阴道近距离放疗,腹主动脉旁淋巴结阳性者加腹主动脉旁淋巴结EBRT。

4.3.2 如存在残留病灶、影像学检查阳性、切缘阳性或肿瘤特征符合Sedlis标准中危因素者:

4.3.2.1 淋巴结阴性建议行盆腔EBRT+铂类同步化疗±个体化阴道近距离放疗(阴道切缘阳性);

4.3.2.2 淋巴结阳性者可切除肿大淋巴结后,再行盆腔EBRT+铂类同步化疗,阴道切缘阳性者加个体化阴道近距离放疗,腹主动脉旁淋巴结阳性者加腹主动脉旁淋巴结EBRT。

5. 宫颈小细胞神经内分泌癌的治疗

治疗前应行全身PET/CT和盆腔增强磁共振(MRI)、脑部增强MRI评估病变范围。

5.1 ⅠA1~ⅠB2期,肿瘤局限在宫颈且肿块≤4 cm(图1-19)

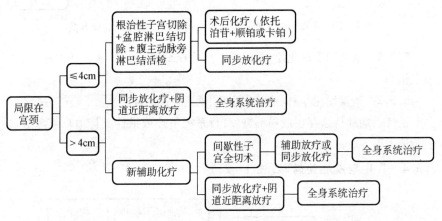

图1-19 局限在宫颈的宫颈小细胞神经内分泌癌的治疗方案

5.1.1 首选根治性子宫切除+盆腔淋巴结切除±腹主动脉旁淋巴结活检。术后辅助化疗可选择依托泊苷+顺铂(首选)或依托泊苷+卡铂;或术后同步放化疗,可用顺铂(顺铂耐药可用卡铂)+依托泊苷。化疗前2个周期可与放疗同步进行(第1天和第22天)。放疗后给予后2个周期的化疗。

5.1.2 不适合手术者,行同步放化疗+阴道近距离放疗,可联合全身系统治疗。

5.2 ⅠB3 期,肿瘤局限于宫颈且肿块>4 cm(图 1－19)

5.2.1 同步放化疗+阴道近距离放疗,可联合全身治疗。

5.2.2 新辅助化疗(依托泊苷+顺铂或卡铂)+间歇性子宫全切术+术后辅助放疗或同步放化疗±全身系统治疗。

5.2.3 新辅助化疗+同步放化疗+阴道近距离放疗±全身系统治疗。

5.3 局部晚期ⅠB3～ⅣA 期(图 1－20)

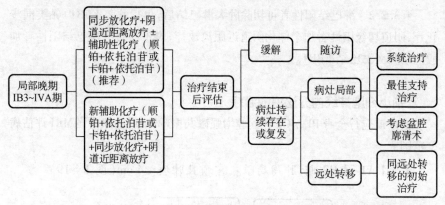

图 1－20 ⅠB3～ⅣA 期宫颈小细胞神经内分泌癌的治疗方案

5.3.1 首选同步放化疗+阴道近距离放疗±辅助性化疗(依托泊苷+顺铂或卡铂)。

5.3.2 新辅助化疗+同步放化疗+阴道近距离放疗。

治疗后病灶持续存在或局部复发,行系统治疗或最佳支持治疗或考虑盆腔廓清术。

5.4 ⅣB 期或远处转移(图 1－21)

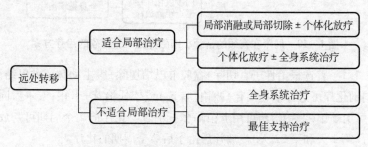

图 1－21 ⅣB 期或远处转移宫颈小细胞神经内分泌癌的治疗方案

5.4.1　适合局部治疗,局部切除±个体化放疗;局部消融治疗±个体化放疗;个体化放疗±全身系统治疗。

5.4.2　不适合局部治疗,全身系统治疗或最佳支持治疗。

6. 复发性宫颈癌,鼓励加入临床试验

6.1　局部复发者,影像学检查无远处转移证据者(图1-22)

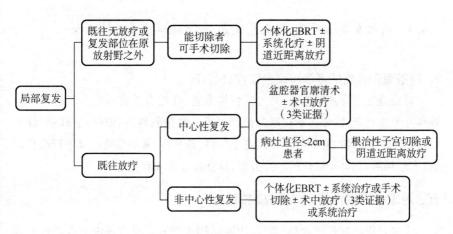

图1-22　复发性宫颈癌患者治疗

6.1.1　既往无放疗或复发部位在原放射野之外,能手术切除者可手术切除,之后行个体化 EBRT±系统化疗±阴道近距离放疗。

6.1.2　既往已放疗者

6.1.2.1　如为中心性复发,可行盆腔器官廓清术±术中放疗;对于病灶直径<2 cm 的患者,可行根治性子宫切除,或阴道近距离放疗。

6.1.2.2　如为非中心性复发,可行个体化 EBRT±系统治疗,或手术切除±术中放疗,或系统治疗。

6.2　播散性复发者(图1-23)

6.2.1　可局部处理者,行局部治疗,如手术切除±个体化 EBRT,或局部定向消融放疗±个体化 EBRT,或个体化 EBRT±系统治疗。另外可行辅助系统治疗。

6.2.2　不能局部处理者,行系统治疗,或最佳支持治疗。

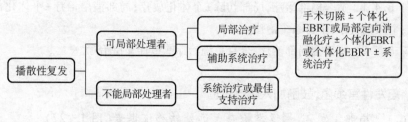

图 1 - 23　播散性复发宫颈癌患者治疗

6.3　局部复发治疗后,再次复发者,行系统治疗或支持治疗

7. 疑难复杂患者的多学科联合诊疗(MDT)

对疑难复杂宫颈癌患者、复发宫颈癌患者、妊娠合并宫颈癌患者或者有内外科并发症患者,需要多学科联合诊疗讨论。包括妇科、病理科、护理部、放射科、超声科、心内科、麻醉科、产科、泌尿外科、普外科、辅助生殖科等进行综合评估、多维判断,制订个体化的治疗方案,保证患者最大获益。

五、为患者提供术前、术后健康教育

为患者提供宫颈癌术前、术后、出院时健康教育。对宫颈癌患者进行心理指导,增强患者的治癌信心,可提高患者的生存质量。

交予患者"出院小结"的副本需明确告知以下五要素:① 宫颈癌患者出院时病情风险情况及因素;② 进行生活方式指导,注重性健康教育,预防并发症及复发;③ 告知宫颈癌术后复发早期症状的识别;④ 告知宫颈癌患者治疗的长期影响;⑤ 告知宫颈癌治疗后需终身随访,以及相关随访时限要求和主要随访、检查项目等信息。

1. 随访间隔(图 1 - 24)

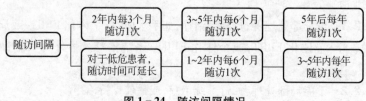

图 1 - 24　随访间隔情况

术后或辅助治疗结束后 2 年内,每 3 个月随访 1 次;3~5 年内每 6 个月随访
1 次;5 年后每年随访 1 次。根据情况调整随访频率与随访项目。对于低危患者,
随访时间可延长,如 1~2 年内每 6 个月随访 1 次,3~5 年内每 12 个月随访 1 次。

2. 随访内容(图 1-25)

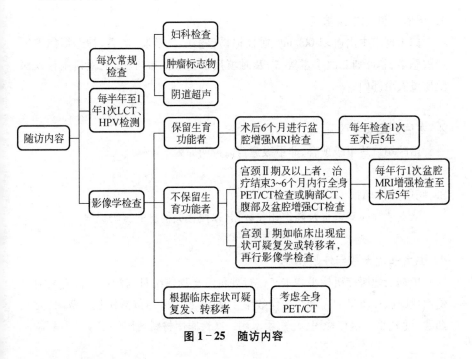

图 1-25　随访内容

2.1　症状和体格检查

2.2　每次常规进行妇科检查、阴道超声、血清肿瘤标志物及生化检测

2.3　影像学检查

2.3.1　保留生育功能者,术后 6 个月进行盆腔增强 MRI 检查,之后每年
检查 1 次至术后 5 年。

2.3.2　不保留生育功能者,宫颈Ⅱ期及以上者,治疗结束 3~6 个月内行
全身 PET/CT 检查或胸部 CT、腹部增强 CT、盆腔增强 CT 检查;之后每年行
1 次盆腔 MRI 增强检查至术后 5 年。

2.3.3　根据临床症状可疑复发、转移者考虑全身 PET/CT。

21

2.4 每半年至1年进行1次宫颈(保留生育功能者)或阴道细胞学检查(TCT 或 LCT，HR－HPV)，如细胞学结果异常，必要时行阴道镜检查。

六、其他质控内容

1. 不良事件记录及报告

如出现术中出血>1 000 mL、脏器损伤(输尿管、膀胱、肠管、神经损伤等)、严重感染、非计划二次手术等，需及时填报不良事件报告单，汇报科主任及医院质量安全部门。

2. 术后切口愈合情况

出院切口达甲级愈合，非甲级愈合需说明原因。

3. 病例资料填报

认真填写病案首页及随访相关数据，以便相关信息的编码提取。

4. 患者住院天数与住院费用

依据当地医疗机构平均水平进行评价。平均住院日与均次住院费用可以侧面反映医疗质量的高低与工作效率。其中，费用监测包括住院总费用(元)、药费(元)、手术治疗费用(元)、手术用一次性医用材料费用(元)。

5. 患者对服务满意程度评价结果

通过对患方满意度的调查，了解患者诉求，有利于提高服务水平，调整服务方式，让患者得到更满意的服务。

宫颈癌手术治疗：医疗机构质控核心目标

长三角地区的宫颈癌手术治疗：医疗机构质控核心目标，详见表1－3。

表 1－3 医疗机构质控核心目标

序号	指标名称	指标类型	具 体 内 容	要 求
指标1	医师资质	过程指标	医院需实行手术分级考核制度,主刀医师需经培训、考核有四级妇科肿瘤手术资质 **分子:**有资质医师主刀的宫颈癌根治术的患者数 **分母:**接受宫颈癌根治术的患者数	100%符合为达标,否则为不达标
指标2	疑难患者MDT治疗率	过程指标	MDT 团队: 根据患者不同需求创建 MDT 团队,组成人员应≥3 个相关专业专家。MDT 团队可包括妇科肿瘤学、影像学、放射肿瘤学(有放疗设备)、医学或临床肿瘤学、病理学、生殖医学、产科学专家等 需 MDT 的宫颈癌患者至少包括: 1. 复发性、转移性宫颈癌患者 2. 有生育力保存需求的早期宫颈癌患者及宫颈癌年轻患者 3. 妊娠合并宫颈癌的患者 **分子:**由 MDT 团队进行治疗干预的宫颈癌患者数 **分母:**所有需要由 MDT 治疗干预的宫颈癌患者数	100%为 100 分,91%~99%为 90 分,81%~90%为 80 分,每降低 10%,扣10 分,以此类推
指标3	术前评估完整率	过程指标	必须术前评估项目: 1. 体格检查及盆腔检查 2. 宫颈活检 3. 血尿常规、生化指标、凝血功能、心电图、X 线胸片检查 4. 盆腔增强磁共振 5. 盆腔超声 6. 局部晚期IB2 期以上或影像学提示有可疑淋巴结,行 PET/CT 或胸部腹部 CT 7. 子宫外的可疑病灶可行活检排除远处转移 8. 有高危因素的选择性行计算机体层成像血管造影(CTA)检查 9. 必要时行计算机体层成像尿路造影(CTU)	缺 0 项为 100 分,缺 1 项为 80 分,缺 2 项为 60 分,缺 3 项及以上为0 分

序号	指标名称	指标类型	具 体 内 容	要 求
指标3	术前评估完整率	过程指标	10. 体能评估（KPS 评分和 PS 评分） **分子**：术前完成以上评估的宫颈癌患者数 **分母**：所有接受手术的宫颈癌患者数	
指标4	手术记录规范率	过程指标	手术记录结构化，必须描述： 1. 手术途径 2. 淋巴结分期类型 3. 前哨淋巴结检测方法 4. 检出的前哨淋巴结定位 5. 淋巴结切除区域 6. 详细的宫旁切除类型描述（Querleu - Morrow 分型） 7. 附件处理方法 8. 保留的卵巢定位 9. 手术基本数据（手术持续时间、失血量） 10. 术中并发症（类型、程度、处理） 11. 手术中无瘤原则的记录 **分子**：手术记录完整包含以上必须要素的宫颈癌手术患者数 **分母**：所有接受手术的宫颈癌患者数	100%符合为达标，否则为不达标
指标5	抗菌药物使用规范率	过程指标	预防性抗菌药物选择与使用的规范率： 1. 术前预防性抗菌药物的种类，如第一、二代头孢菌素（可加用甲硝唑），或头霉素类 2. 手术预防性使用抗菌药物应在皮肤、黏膜切开前 0.5~1 h 内或麻醉开始时给药 3. 手术超过 3 h，或失血量≥1 500 mL，术中加用 1 次抗菌药物 4. 术后 24 h 内停止使用抗菌药物，合并感染高危因素者可延长至术后 48 h **分子**：预防性抗菌药物选择与使用规范的宫颈癌手术患者数 **分母**：所有使用抗菌药物的宫颈癌手术患者数	100%符合为达标，否则为不达标

序号	指标名称	指标类型	具　体　内　容	要　求
指标6	病理报告规范率	过程指标	详细病理报告必须包括以下所有项目： 1. 详细的病理申请单 2. 标本的大体描述（活检、LEEP 环切或冷刀锥切、子宫颈切除术、子宫切除术），包括标本大小（三维）、LEEP 环切或冷刀锥切切除组块数量、阴道和宫旁组织的最大和最小长度（二维） 3. 在宫颈切除和子宫切除标本中肉眼可见的肿瘤部位 4. 肿瘤大小，包括浸润宽度和深度或厚度（肿瘤大小应基于大体和组织学特征的相关性）；当存在多点浸润时，最大病灶用于肿瘤分期；将术前锥切的标本和宫颈或子宫切除的标本相结合判断肿瘤的大小；这一点很重要，因为锥切和手术标本可能在不同的单位进行检测；还应认识到，简单地将多点独立样本中肿瘤的最大尺寸相加，可能会高估肿瘤的最大尺寸 5. 肿瘤组织类型 6. 淋巴脉管间隙是否受累 7. 多种病理学类型同时存在［鳞状上皮内病变（CIN）、原位腺癌、产生黏液的上皮内病变］ 8. 未累及的宫颈间质的最小距离 9. 切缘状态（浸润癌和癌前病变，指定切缘） 10. 淋巴结状态，包括前哨淋巴结（SLN）状态、切除淋巴结总数、阳性淋巴结数目和位置、存在囊外扩散的淋巴结；微转移（>0.2~2 mm）报告为 pN1（mi）；局部淋巴结中肿瘤径线≤0.2 mm 应报告为 pN0（i+）（有条件的单位）；每个区域的阳性淋巴结数目应单独报告 **分子：**病理报告包含以上必须要素的宫颈癌手术患者数 **分母：**所有接受手术的宫颈癌患者数	100%为 100 分，95%~99%为 80 分，90%~94%为 60 分，<90%为 0 分

25

序号	指标名称	指标类型	具　体　内　容	要　求
指标7	保留生育功能的医患沟通率	过程指标	保留生育功能指征： （ⅠB1 期鳞癌、腺鳞癌或 HPV 相关腺癌，且病灶≤2 cm），要求保留生育功能的患者，有无与这些患者讨论保留生育功能的治疗方案 **分子**：可保留生育功能的ⅠB1 期且病灶≤2 cm 进行书面沟通的患者数 **分母**：可能保留生育功能的ⅠB1 期且病灶≤2 cm 的患者数	100% 为 100 分，95%～99% 为 80 分，90%～94% 为 60 分，<90% 为 0 分
指标8	辅助放化疗率	结果指标	pT1b1 pN0 期患者初次手术后接受辅助放化疗的比例 **分子**：pT1b1 pN0 期术后进行放化疗的患者数 **分母**：pT1b1 pN0 期手术的患者数	<15% 为 100 分，10%～15% 为 90 分，以此类推
指标9	术后随访的宣教率	结果指标	术后随访时间间隔及随访内容的告知，告知健康宣教内容的患者比例 **分子**：术后进行书面宣教的宫颈癌患者数 **分母**：所有的宫颈癌手术患者数	100% 为 100 分，95%～99% 为 80 分，90%～94% 为 60 分，<90% 为 0 分
指标10	术后 30 d 内随访率及并发症发生率	结果指标	术后 30 d 内按要求结构化随访，并能获取术后 30 d 内并发症的发生率 **分子**：术后 30 d 内接受随访的患者数 **分母**：所有接受手术的宫颈癌患者数	100% 完成为达标，否则为不达标
指标11	术后长期随访率	结果指标	术后 5 年按规范随访的患者数/总的手术患者数为随访率 **分子**：术后 5 年内按规范随访的宫颈癌患者数 **分母**：术后 5 年内的宫颈癌患者数	≥60% 为 100 分，≥30% 为 60 分，≤30% 为 0 分
指标12	泌尿系统瘘的发生率	结果指标	过去 3 年根治性手术术后 30 d 内泌尿系统瘘发生率 **分子**：过去 3 年内术后 30 d 内出现输尿管或膀胱瘘的患者数 **分母**：过去 3 年内所有行宫颈癌根治术的患者数	≤3% 为达标，否则为不达标

26

序号	指标名称	指标类型	具　体　内　容	要　求
指标13	切缘阴性率	结果指标	过去3年初次手术后阴道和双侧宫旁切缘阴性(浸润性癌)的比例 **分子**：在过去3年内,手术后有明确切缘阴性的患者数 **分母**：过去3年内手术的宫颈癌患者数	≥97%为100分, 97%~90%为80分, 80%~89%为60分, <80%为0分
指标14	术后分期升级率	结果指标	术前临床诊断<ⅡB期,术后肿瘤分期升级≥ⅡB期比例(不包括淋巴结转移所致的肿瘤分期升级) **分子**：如上文的定义,术前临床诊断<ⅡB期,术后肿瘤分期升级≥ⅡB期患者数(不包括淋巴结转移所致的肿瘤分期升级) **分母**：术前临床诊断<ⅡB期且行手术的患者数	<10%为100分, 10%~14%为60分, ≥15%为0分
指标15	淋巴结分期率	结果指标	所有行手术治疗的T1期患者中,ⅠA1伴LVSI、ⅠA2、ⅠB1期者中行淋巴结(或前哨淋巴结)分期者的比例。 **分子**：进行淋巴结分期的T1期患者数 **分母**：手术的T1期患者数	100%符合为达标,否则为不达标
指标16	术后复发率	结果指标	ⅠB1期(淋巴结阴性)患者初次手术后2年内复发率 **分子**：淋巴结阴性的ⅠB1期患者,术后无论是否接受辅助治疗,随访2年内复发的患者数 **分母**：淋巴结阴性的pT1b1期患者,术后无论是否接受辅助治疗,至少随访2年的患者数	<10%为100分, 10%~15%为90分, 以此类推。

注：本质量指标体系综合医疗机构所有宫颈癌手术患者的诊疗过程和结果,每个质控指标均进行独立评价,体现环节质量控制点的质量水平。

参考文献

Cibula D, Planchamp F, Fischerova D, et al. European Society of Gynaecological Oncology quality indicators for surgical treatment of cervical cancer[J]. Int J Gynecol Cancer, 2020, 30(1): 3 - 14.

宫颈癌质控病例个案检查表单

长三角地区的宫颈癌质控病例个案检查表单,详见表1-4。

表1-4 质控病例个案检查表单

被检查医院:_____   住院号:_____

得分(满分100分):_____   检查者:_____

项目	分值	检查内容	指标类型	评 分 标 准	扣分	得分
术前质控(40分)	5	一般情况评估	过程指标	既往内外科并发症、既往手术史、用药史、心肺功能评估、血糖血压围手术期管理、体能评估(PS评分和KPS评分),缺1项扣1分,扣完为止		
	5	体格检查	过程指标	完整的全身体格检查及妇科检查(包括病灶大小、累及部位、宫旁是否有浸润等),按系统分,缺1项扣0.5分,扣完为止		
	2	血清肿瘤标志物评估	过程指标	如血SCCA、CEA、CA125、HE4等,缺1项扣0.5分,扣完为止		
	5	宫颈癌阶梯诊断程序	过程指标	宫颈细胞学检查、HR-HPV检测、宫颈活检病理、宫颈锥切病理(需要时),缺1项扣2分,扣完为止		
	5	影像学评估	过程指标	胸部CT、上腹部CT、盆腔增强MRI、PET/CT(可代替前述检查)、盆腔超声,缺1项扣1分,扣完为止		
	5	深静脉血栓(DVT)风险评估	过程指标	未评估扣5分,未给予相应干预措施扣3分		
	3	术前实施宫颈癌最新FIGO分期	过程指标	术前未实施临床分期,扣3分		

28

项目	分值	检查内容	指标类型	评 分 标 准	扣分	得分
术前质控（40分）	5	手术适应证	过程指标	手术指征不明确,扣5分		
	5	替代治疗方案告知	过程指标	替代方案告知不合理,扣5分		
术中质控（25分）	4	医师资质	过程指标	主刀医师无四级手术资质者,扣4分		
	10	手术规范	过程指标	器官组织切除范围规范(子宫附件、宫旁组织、阴道壁、淋巴组织等),手术记录必须包括以下内容: 1. 手术途径 2. 是否行淋巴结分期,除ⅠA1不伴 LVSI,其他 T1 期患者均应行淋巴结分期(含前哨淋巴结) 3. 前哨淋巴结检测方法(如有) 4. 检出的前哨淋巴结定位(如有) 5. 淋巴结切除区域 6. 详细的宫旁切除类型描述(Querleu - Morrow 分型) 7. 附件处理方法 8. 保留的卵巢定位 9. 手术基本数据(手术持续时间、失血量) 10. 术毕手术标本剖视:记录肉眼检查病灶部位、大小、切除宫旁组织及阴道壁组织的长度 11. 术中并发症记录(类型、程度、处理) 12. 手术中无瘤原则的记录:(如避免举宫、肿瘤组织隔离、减少癌细胞污染、灭菌水大量冲洗手术区域等) 不符合者,每项扣3分,扣完为止		
	5	预防性抗菌药物选择及使用规范	过程指标	术前预防性抗菌药物的种类为第一、二代头孢菌素(可加用甲硝唑),或头霉素类,部分不符合扣1分,完全不符合扣2分		

项目	分值	检查内容	指标类型	评 分 标 准	扣分	得分
术中质控（25分）	5	预防性抗菌药物选择及使用规范	过程指标	应在皮肤、黏膜切开前 0.5~1 h 内或麻醉开始时给药,不符合扣 1 分		
			过程指标	手术超过 3 h,或失血量≥1 500 mL,术中加用 1 次抗菌药物,不符合扣 1 分		
			过程指标	术后 24 h 停用抗菌药物,合并感染高危因素可延长至术后 48 h,不符合扣 1 分。		
	3	术中更改手术方案的医患沟通	过程指标	未在术中及时征得患方书面知情同意,扣 3 分		
	3	术中不良事件	过程指标	非病灶因素而致大血管、盆腹腔脏器损伤者,扣 3 分		
术后质控（25分）	5	病理描述	过程指标	病理资料完善,病理单回报有记录和小结,符合最低要求的病理报告（至少包括以下所有项目） 1. 详细的病理申请单 2. 标本的大体描述（活检、LEEP 环切或冷刀锥切、宫颈切除术、子宫切除术）,包括标本大小（三维）、LEEP 环切或冷刀锥切切除组织块数量、阴道和宫旁组织的最大和最小长度（二维） 3. 在宫颈切除和子宫切除标本中有肉眼可见的肿瘤组织 4. 肿瘤大小,包括浸润宽度和深度或厚度（肿瘤大小应基于大体和组织学特征的相关性）；当存在多点浸润时,最大病灶用于肿瘤分期；将术前锥切的标本和宫颈或子宫切除的标本相结合判断肿瘤的大小；这一点很重要,因为锥切和手术标本可能在不同的单位进行检测；还应认识到,简单地将多点独立样本中肿瘤的最大尺寸相加,可能会高估肿瘤的最		

项目	分值	检查内容	指标类型	评 分 标 准	扣分	得分
术后质控（25分）	5	病理描述	过程指标	大尺寸 　5. 肿瘤组织类型 　6. 淋巴脉管间隙是否受累 　7. 多种病理学类型同时存在（鳞状上皮内病变/CIN、原位腺癌、产生黏液的上皮内病变） 　8. 未累及的宫颈间质的最小距离 　9. 切缘状态（浸润癌和癌前病变，指定切缘） 　10. 淋巴结状态，包括前哨淋巴结（SLN）状态、切除淋巴结总数、阳性淋巴结数目和位置、存在囊外扩散的淋巴结；微转移（>0.2~2 mm）报告为 pN1(mi)；局部淋巴结中肿瘤径线≤0.2 mm 应报告为 pN0(i+)（有条件的单位）；每个区域的阳性淋巴结数目应单独报告 缺 1 项扣 2 分		
	5	术后 30 d 内并发症汇报	结果指标	术后 30 d 内未报并发症或漏汇报者,扣 5 分		
	5	术后诊断规范	结果指标	依据手术石蜡病理,修订术后最终 FIGO 或 TNM 分期,体现于病程记录中,未修订者,扣 5 分		
	5	术后治疗方案合理	结果指标	制订后续方案不规范,扣 5 分		
	4	术后随访	结果指标	未告知随访内容、随访时间,扣 2 分;无术后随访资料,扣 2 分		
	1	术后健康宣教	结果指标	未进行健康宣教者,扣 1 分		
其他质控（10分）	2	疑难患者 MDT 干预	过程指标	疑难患者未给予相应 MDT 干预,或因患者拒绝 MDT 而未告知后果,扣 2 分 需 MDT 的宫颈癌患者包括: 　1. 复发性、转移性宫颈癌患者		

项目	分值	检查内容	指标类型	评分标准	扣分	得分
其他质控（10分）	2	疑难患者 MDT 干预	过程指标	2. 有生育功能保留需求的早期宫颈癌患者及宫颈癌年轻患者 3. 妊娠合并宫颈癌的患者		
	2	保留生育功能的医患沟通	过程指标	有生育功能保留指征,而未进行书面沟通的,扣 2 分		
	2	辅助放化疗	结果指标	pT1b1 pN0 期患者,初次手术后进行放化疗,扣 2 分		
	2	术后分期升级	结果指标	术前临床诊断<ⅡB 期,术后肿瘤分期升级≥ⅡB 期(不包括淋巴结转移所致的肿瘤分期升级),扣 2 分		
	1	患者住院天数	结果指标	住院天数>20 d,扣 1 分		
	1	住院费用(元)	结果指标	超过当地同类手术患者平均住院费用15%,不能合理说明理由,扣 1 分		

注: 本表单用于宫颈癌手术病例的个案检查,一个具体病例诊疗完成后,依据本表单进行全面评价,体现各质控环节是否规范。

宫颈癌质控自查表单

长三角地区的宫颈癌质控自查表单,详见表 1-5。

表 1-5 质控自查表单

住院号: _____ 患者姓名: _____ 检查日期: _____ 检查者: _____

项目	检 查 内 容	是	否(相关理由)
CC-1	术前患者一般情况评估		
CC-2	术前妇科检查		

项目	检　查　内　容	是	否（相关理由）
CC－3	术前按阶梯式诊断程序		
CC－4	术前进行影像学评估		
CC－5	术前诊断实施新 FIGO 或 TNM 分期		
CC－6	手术指征明确		
CC－7	手术方案合理规范		
CC－8	告知替代治疗方案		
CC－9	术中进行手术安全核查		
CC－10	手术范围合理		
CC－11	术中进行无瘤操作并记录		
CC－12	术中更改手术方案及时征得患方同意		
CC－13	预防性应用抗菌药物,手术超过 3 h 有加用抗菌药物		
CC－14	术后确认病理回报并记录		
CC－15	依据术后病理,修正诊断 FIGO 或 TNM 分期		
CC－16	依据术后病理,制订后续规范化综合治疗方案		
CC－17	进行 DVT 风险评估,实施相关预防措施		
CC－18	未发生不良医疗事件		
	发生不良医疗事件,有记录并上报		
CC－19	出院记录中有后续治疗方案、随访内容及随访时间		

注:本表单用于住院诊疗病历自查或互查,于患者出院后病历定稿前完成。

2 卵 巢 癌

卵巢癌质控标准

一、本质控标准适用于卵巢癌手术患者

二、本质控标准采用美国癌症联合会(AJCC)TNM 分期(2017 年第 8 版)和国际妇产科联盟(FIGO)2014 年卵巢癌手术分期系统(表 2-1)

表 2-1 卵巢癌 AJCC TNM 分期和 FIGO 2014 年手术分期系统

TNM 分期	FIGO 分期	描　　述
原发肿瘤(T)		
TX		原发肿瘤无法评估
T0		无原发肿瘤证据
T1	I	肿瘤局限于卵巢(单侧或双侧)或局限于输卵管
T1a	I A	肿瘤局限于单侧卵巢(包膜完整)或局限于输卵管,卵巢表面和输卵管表面没有肿瘤,腹水或腹腔冲洗液未发现恶性细胞
T1b	I B	肿瘤局限于双侧卵巢(包膜完整)或局限于双侧输卵管,卵巢表面和输卵管表面没有肿瘤,腹水或腹腔冲洗液未发现恶性细胞
T1c	I C	肿瘤局限于单侧或双侧卵巢或输卵管,并有以下情况之一:
T1c1	I C1	术中包膜破裂
T1c2	I C2	术前包膜破裂或肿瘤位于卵巢或输卵管表面
T1c3	I C3	腹水或腹腔冲洗液发现恶性细胞
T2	II	肿瘤累及单侧或双侧卵巢或输卵管,并延伸至盆腔
T2a	II A	蔓延和(或)种植到子宫和(或)输卵管或卵巢
T2b	II B	蔓延和(或)种植到其他盆腔组织

TNM 分期	FIGO 分期	描　述
T3	Ⅲ	肿瘤位于单侧或双侧卵巢和（或）输卵管或原发的腹膜癌，有镜下证实的盆腔外腹膜转移和（或）腹膜后淋巴结转移
T3a	Ⅲ A2	显微镜下的骨盆外（超过骨盆上缘）腹膜转移，伴或不伴腹膜后淋巴结阳性
T3b	Ⅲ B	盆腔外腹膜内肉眼可见转移，最大径不超过 2 cm，伴或不伴腹膜后淋巴结阳性
T3c	Ⅲ C	盆腔外腹膜内肉眼可见转移，最大径超过 2 cm，伴或不伴腹膜后淋巴结转移（包括侵犯肝脏、脾脏包膜，但不伴任何实质器官的侵犯）
区域淋巴结（N）		
NX		区域淋巴结无法评估
N0		无区域淋巴结转移
N0（i+）		区域淋巴结见孤立肿瘤细胞≤0.2 mm
N1	Ⅲ A1	仅有腹膜后淋巴结阳性（组织学证实）
N1a	Ⅲ A1i	转移最大径≤10 mm
N1b	Ⅲ A1ii	转移最大径>10 mm
远处转移（M）		
M0		无远处转移
M1	Ⅳ	远处转移，包括胸腔积液细胞学阳性；肝脏、脾脏的实质转移；转移至腹外器官（包括腹股沟淋巴结及腹腔之外的淋巴结）；肠道的透壁侵犯
M1a	Ⅳ A	胸腔积液细胞学阳性
M1b	Ⅳ B	肝脏、脾脏的实质转移；转移至腹外器官（包括腹股沟淋巴结及腹腔之外的淋巴结）；肠道的透壁侵犯

三、卵巢恶性肿瘤评估及治疗的总体原则

1. 术前评估

根据患者意愿、一般情况、病史、体格检查、病理学检查、影像学检查、生化检查等综合判断。对存在内外科并发症的患者进行相关专科评估。

1.1　病史

术前病史应包括内科病史、手术史、用药史和过敏史,以及关于手术指征及手术或麻醉并发症的危险因素的详细历史记录。应详细记录患者恶性肿瘤个人史和家族史。

1.2　体格检查

术前应该进行完整的全身体格检查及妇科检查。

1.3　实验室检查

包括肝肾功能、电解质、血尿常规、肝炎标志物、艾滋抗体、梅毒抗体、血糖血脂、凝血功能及血清肿瘤标志物[如血清糖类抗原(CA)125、人附睾蛋白4(HE4)、癌胚抗原(CEA)、CA199、甲胎蛋白(AFP)、CA724、β-人绒毛膜促性腺激素(hCG)、抑制素、雌二醇(E_2)、睾酮(T)、抗米勒管激素(AMH)等]。

1.4　影像学评估

1.4.1　常规X线胸片,必要时胸部CT(需增强)。

1.4.2　腔内超声,初步判断盆腔包块来源,评估胸腔积液、腹水情况。

1.4.3　腹(盆)腔增强CT(MRI)或PET/CT,判断肿瘤来源和转移灶范围;对不全手术分期的卵巢肿瘤患者,可评估有无局部残留病变和转移灶。

1.4.4　其他特殊检查:如骨扫描和脑部扫描,有症状或体征提示转移至这些部位。

1.5　病理学检查

1.5.1　外院活检的组织及手术标本、胸腔积液及腹水涂片均应行病理会诊(三甲医院可以酌情不用会诊)。

1.5.2　怀疑有胃肠道转移者(有胃肠道症状或CA199、CEA异常升高)术前行胃(肠)镜检查+活检。

1.6　围手术期风险评估

对患者的共存疾病(内外科并发症)及患者身体状况进行评估及相应专科会诊并记录,包括心肺功能评估、糖尿病围手术期血糖管理等。身体状况评估采用美国东部肿瘤协作组(ECOG)的PS评分,或KPS评分。

2. 遗传咨询原则

所有确诊为卵巢恶性肿瘤的患者(包括非黏液性上皮性卵巢癌和非上皮

性卵巢癌)需进行遗传风险评估和胚系或体系 *BRCA* 及相关基因检测。

3. 手术原则

3.1 开腹手术

原则上,开腹手术是卵巢癌的治疗首选。手术目的是切除一切病灶,尽量达到无肉眼残留病灶水平。

3.2 微创手术

经验丰富的妇科肿瘤医师可选择早期病例进行微创分期手术;微创手术也可用于评估初治或复发患者能否完成满意的肿瘤细胞减灭术。微创手术也可用于中间型肿瘤细胞减灭术。

3.3 无瘤治疗原则

无论何种治疗方式,均需注意无瘤原则。术前需将不同治疗方案、不同手术途径和术式的风险和益处明确告知患者。

3.4 细胞学检查

术中收集腹腔冲洗液或腹水送检。

3.5 淋巴结切除

3.5.1 对于局限于盆腔的卵巢癌及保留生育功能的患者均需要全面分期手术,需要进行盆腔及腹主动脉旁淋巴结清扫术(至少至肠系膜下动脉水平,最好到达肾静脉水平),排除隐匿性病灶。但对于临床明确的儿童(青春期)早期生殖细胞肿瘤或交界性肿瘤可不切除淋巴结。

3.5.2 对于累及盆腔和上腹部的卵巢癌必须切除可疑转移或增大的淋巴结,临床阴性淋巴结可以不切除。

3.5.3 新辅助化疗后的中间型肿瘤细胞减灭术也需尽量达到无肉眼残留病灶水平。必须切除肿大或可疑淋巴结,切除初次诊断时有潜在转移的淋巴结。

3.6 消化道检查

黏液性肿瘤初次手术时,需进行仔细检查,排除原发于消化道的隐匿性肿瘤转移至卵巢。异常的阑尾必须切除,正常阑尾可不切除。术中冷冻切片确诊者,如无可疑或增大的淋巴结,可不切除淋巴结。

3.7 手术记录需详细

3.7.1 肿瘤细胞减灭术前盆腔、中腹部、上腹部原发疾病的范围:子宫及双侧附件,腹膜种植病灶(膀胱腹膜反折、直肠子宫陷凹及其他部位),小肠或大肠或肠襻上病灶,肠系膜根部是否受累,膈肌、大网膜、胃、肝脏、脾脏情况,以及病灶大小、浸润深度。

3.7.2 记录手术的具体实施内容,无瘤原则的措施(切口保护膜、外科取物袋)。

3.7.3 肿瘤细胞减灭术后残留病灶的数量。完整或不完整切除,如果为不完整切除,记录病灶的大小和数目。注明是粟粒状病灶还是小病灶。

4. 病理评估原则

4.1 病理报告的基本要素

① 肿瘤的部位[如卵巢、输卵管、盆(腹)腔腹膜、子宫、宫颈、大网膜];② 肿瘤大小;③ 卵巢输卵管肿瘤的表面累及情况(存在、无、不明确),标本完整性(囊腔、浆膜完整、破裂、破碎);④ 病理类型和级别;⑤ 扩散和(或)种植(如果活检明确);⑥ 细胞学:腹水或囊液或腹腔冲洗液;⑦ 淋巴结:数目和位置,最大转移病灶的大小;⑧ 浆液性输卵管上皮内癌,子宫内膜异位症情况(尤其是与其相关的子宫内膜样癌或透明细胞癌中),和(或)输卵管子宫内膜异位症。

4.2 肿瘤分子检测

4.2.1 初诊时,体细胞检测至少包含可提供明确有效干预措施的项目,包括 *BRCA1/2*、杂合性丢失(LOH)或无胚系 *BRCA* 突变的同源重组修复状态。

4.2.2 复发时,至少检测以前未检测的对肿瘤特异性或泛癌靶向治疗存在潜在获益的项目,包括但不限于 *BRCA1/2*、同源重组(HR)状态、MSI、肿瘤突变负荷(TMB)、MMR、叶酸受体(FR)α、*RET*、*BRAF* 和 *NTRK*。更全面的检测对缺少有效治疗措施的少见病理组织学类型尤为重要。

4.2.3 分子检测最好采用最新获得的组织或血液标本。如不能获得组织进行检测,推荐进行循环肿瘤 DNA(ctDNA 或液体活检)检测。分子检测应在经过美国临床实验室改进修正方案(CLIA)批准验证的机构进行。

5. 系统治疗原则

5.1 化疗

强调及时、足量、规范。需根据病理类型及手术分期选择化疗方案及疗程。

5.2 维持治疗

包括多腺苷二磷酸核糖聚合酶(PARP)抑制剂、抗血管生成药物,主要适用于上皮性卵巢癌。

5.3 激素治疗

适用于少见病理学类型的卵巢肿瘤,如低级别浆液性腺癌。

6. 放射治疗原则

根据患者病情,制订放疗方案及放疗野。

7. 加速康复外科(ERAS)应用原则

可对早期肿瘤患者开展加速康复围手术期管理,遵循 ERAS 围手术期管理相关流程。

8. 静脉血栓栓塞风险(VTE)评估与预防原则

对所有肿瘤患者进行深静脉血栓栓塞风险评估,并按照评分进行分层预防措施,遵循 VTE 预防管理相关流程。

9. 预防性抗菌药物选择与使用时机

遵循《抗菌药物临床应用指导原则(2015 年版)》,围手术期预防性应用抗菌药物可显著降低术后感染的发生率。

9.1 预防性抗菌药物品种选择

第一、二代头孢菌素(可加用甲硝唑),或头霉素类。

9.2 给药方法

给药途径为静脉输注,应在皮肤、黏膜切开前 0.5~1 h 内或麻醉开始时给药。

9.3 预防用药维持时间

抗菌药物的有效覆盖时间应包括整个手术过程。如手术时间超过 3 h 或超过所用药物半衰期的 2 倍,或成人出血量超过 1 500 mL,术中应追加 1 次。清洁-污染手术和污染手术的预防用药时间为 24 h,污染手术必要时延长至术后 48 h。

10. 手术安全核查原则

由具有资质的手术医师、麻醉医师和手术室护士三方分别在麻醉实施前、手术开始前和患者离开手术室前,共同对患者身份和手术部位等内容进行核查。

四、卵巢恶性肿瘤诊治

1. 上皮性卵巢癌

根据组织类型大体分为:浆液性癌、黏液性癌、内膜样癌、透明细胞癌。

1.1 手术治疗(图 2-1)

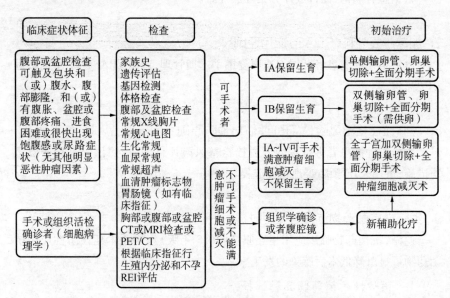

图 2-1 上皮性卵巢癌的诊断、初始治疗流程

1.1.1 术前评估肿瘤明显局限于盆腔(Ⅰ~Ⅱ期)

1.1.1.1 临床ⅠA或ⅠB期,坚决要求保留生育功能的患者,可单侧或双侧附件切除术+全面分期手术。注意:根据临床症状,建议生殖内分泌和不孕REI评估。

1.1.1.2 临床ⅠA~Ⅱ期(不保留生育功能),可手术者行全子宫加双侧输卵管、卵巢切除+全面分期手术和肿瘤细胞减灭术,切除原发灶及一切肉眼可见转移灶。

1.1.2 术前评估怀疑盆腔外转移的患者(Ⅲ~Ⅳ期)

1.1.2.1　适合手术者可行肿瘤细胞减灭术,尽力达到无肉眼可见残余病灶。

1.1.2.1.1　可采用 CT 评分系统或腹腔镜 Fagotti 评分系统,评估能否达到手术切除原发灶及所有肉眼可见转移灶。

1.1.2.1.2　切除全子宫加双侧输卵管和卵巢、切除大网膜,切除病灶:肠切除和(或)阑尾切除、横膈腹膜切除、脾切除、部分膀胱切除和(或)输尿管切除、部分肝切除、部分胃切除、胆囊切除、胰尾切除等。

1.1.2.1.3　淋巴结切除原则参见卵巢癌手术原则"3.5　淋巴结切除"。

1.1.2.1.4　可考虑放置腹腔化疗管。

1.1.2.1.5　术后根据病理,修正 FIGO 或 TNM 分期,进行辅助治疗。

1.1.2.2　不适合手术者可行新辅助化疗,后续可再评估可否手术治疗。

1.2　既往手术为不全分期或手术不彻底者

不全手术分期指手术范围不足并可能存在高危因素(存留子宫、存留附件、大网膜未切除、有可能切除的残留病灶、淋巴结清扫不完全、预防性手术时发现隐匿性癌、分期记录不全面)。所有组织标本均需经病理科会诊确诊。根据术前评估有无残留病灶,进行如下处理(图 2-2):

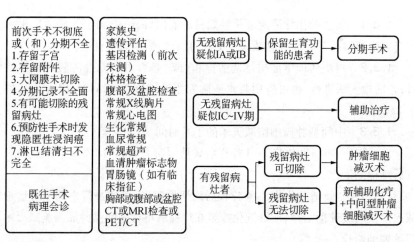

图 2-2　既往手术为不全分期或手术不彻底的上皮性卵巢癌的诊疗流程

1.2.1　无残留病灶疑似ⅠA 或ⅠB 期,若保留生育功能的患者,需全面进行分期手术。

1.2.2　无残留病灶疑似ⅠC~Ⅳ期,需辅助治疗。

41

1.2.3　疑似有残留病灶且仍可切除,需肿瘤细胞减灭术。

1.2.4　疑似有残留病灶且无法切除,需行新辅助化疗后加中间型肿瘤细胞减灭术。

1.3　新辅助化疗或中间型肿瘤细胞减灭术(图2-3)

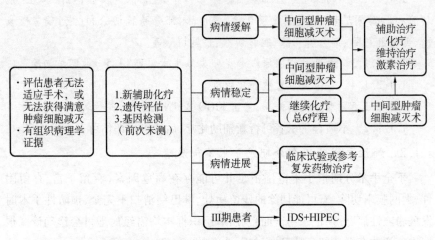

图2-3　上皮性卵巢癌新辅助化疗或中间型肿瘤细胞减灭术的诊疗流程

1.3.1　新辅助化疗适应证是经妇科肿瘤医师评估,确定无法适应手术治疗或无法获得满意肿瘤细胞减灭水平者,且有组织病理学证据。

1.3.2　组织病理学证据首选活检和(或)是否可切除性的腹腔镜评估取得;若活检无法进行,也可应用腹水或胸腔积液细胞学+CA125/CEA的比值大于25。

1.3.3　中间型肿瘤细胞减灭术的手术时间

1.3.3.1　新辅助化疗3~4疗程后病情缓解者,行中间型肿瘤细胞减灭术及后续辅助治疗。

1.3.3.2　新辅助化疗3~4疗程后病情稳定者,可选择行中间型肿瘤细胞减灭术及后续辅助治疗;或继续化疗至6疗程后再行中间型肿瘤细胞减灭术及后续辅助治疗。

1.3.3.3　新辅助化疗病情进展者,鼓励参加临床试验或参考复发治疗方案。

1.3.3.4　Ⅲ期患者可考虑在间歇性肿瘤细胞减灭术(IDS)时用顺铂(100 mg/m^2)进行腹腔热灌注化疗(HIPEC)。

1.4 保留生育功能手术

1.4.1 对于有强烈保留生育功能要求的年轻患者,谨慎选择保留生育功能治疗。保留生育功能适应证应同时符合以下条件:

1.4.1.1 <35岁,要求保留生育功能。

1.4.1.2 ⅠA或ⅠB期;ⅠC期术后需补充化疗。

1.4.1.3 细胞分化好(G1),非透明细胞瘤。

1.4.1.4 对侧卵巢正常,剖视检查阴性,盆腹腔探查阴性。

1.4.1.5 患者充分知情,有条件随访。

1.4.1.6 无药物治疗或妊娠禁忌证。

1.4.1.7 不合并其他生殖系统恶性肿瘤。

1.4.1.8 需充分告知患者保留生育功能治疗不是上皮性卵巢癌的标准治疗方式,充分知情同意后可实施保留生育功能治疗。

1.4.1.9 根据临床症状,建议生殖内分泌和不孕REI评估。

1.4.1.10 完成生育后,建议考虑行全子宫加双侧附件切除+全面分期手术。

1.4.2 治疗方案保留子宫及正常侧卵巢或附件的全面手术分期。注意ⅠB期则仅保留子宫,需供卵或冻存卵子(受精卵)完成生育。

1.5 化疗

包括新辅助化疗和术后辅助化疗,具体治疗方案基本相同,推荐铂类为基础的方案。新辅助化疗3~4周期后行中间型肿瘤细胞减灭术,术后化疗周期至少3次。

1.5.1 化疗指征(表2-2)

表2-2 上皮性卵巢癌化疗指征和方案

Ⅰ期	首选方案	其他推荐方案	某些情况下有效方案
高级别浆液性癌	紫杉醇或卡铂,3周疗	卡铂或脂质体多柔比星	卡铂或异环磷酰胺(癌肉瘤)
子宫内膜样癌(G2、G3)		多烯紫杉醇或卡铂	顺铂或异环磷酰胺(癌肉瘤)
透明细胞癌 癌肉瘤			紫杉醇或异环磷酰胺(癌肉瘤)

Ⅰ期	首选方案	其他推荐方案	某些情况下有效方案
黏液性癌（ⅠC期）	氟尿嘧啶或甲酰四氢叶酸或奥沙利铂 卡培他滨或奥沙利铂 紫杉醇或卡铂，3周疗	卡铂或脂质体多柔比星 多烯紫杉醇或卡铂	无
低级别浆液性癌（ⅠC期） 子宫内膜样癌（G1，ⅠC期）	紫杉醇或卡铂，3周疗±来曲唑维持治疗（2B类）或其他内分泌治疗（2B类） 激素治疗[芳香化酶抑制剂（阿那曲唑，来曲唑，依西美坦）]（2B类）	卡铂或脂质体多柔比星±来曲唑维持治疗（2B类）或其他内分泌治疗（2B类） 多烯紫杉醇或卡铂±来曲唑维持（2B类）或其他内分泌治疗（2B类） 激素治疗（醋酸亮丙瑞林，他莫昔芬，氟维司群）（2B类）	无

Ⅱ～Ⅳ期	首选方案	其他推荐方案	某些情况有效
高级别浆液性癌 子宫内膜样癌（G2、G3） 透明细胞癌 癌肉瘤	紫杉醇或卡铂，3周疗 紫杉醇或卡铂或贝伐珠单抗+贝伐珠单抗维持（注：为ICON-7&GOG-218方案，也可用FDA批准的同类药代替贝伐珠单抗，下同）	紫杉醇周疗或卡铂周疗（注：用于一般情况较差的患者，下同） 多烯紫杉醇或卡铂 卡铂或脂质体或多柔比星 紫杉醇周疗或卡铂3周疗 多烯紫杉醇或卡铂或贝伐珠单抗+贝伐珠单抗维持（GOG-218）	腹腔或静脉紫杉醇或卡铂（Ⅱ～Ⅲ期满意肿瘤细胞减灭术患者） 卡铂或异环磷酰胺（癌肉瘤） 顺铂或异环磷酰胺（癌肉瘤） 紫杉醇或异环磷酰胺（癌肉瘤，2B类）
黏液性癌	氟尿嘧啶或甲酰四氢叶酸或奥沙利铂±贝伐珠单抗（贝伐珠单抗2B类） 卡培他滨或奥沙利铂±贝伐珠单抗或贝伐珠单抗2B类）	紫杉醇周疗或卡铂周疗 多烯紫杉醇或卡铂 卡铂或脂质体多柔比星 紫杉醇周疗或卡铂3周疗	无

Ⅱ～Ⅳ期	首选方案	其他推荐方案	某些情况有效
	紫杉醇或卡铂，3周疗 紫杉醇或卡铂或贝伐珠单抗+贝伐珠单抗维持或（ICON-7&GOG-218）	多烯紫杉醇或卡铂或贝伐珠单抗+贝伐珠单抗维持（GOG-218）	
低级别浆液性癌 子宫内膜样癌（G1）	紫杉醇或卡铂，3周疗±来曲唑维持（2B类）或其他内分泌治疗（2B类） 紫杉醇或卡铂或贝伐珠单抗+贝伐珠单抗维持（ICON-7&GOG-218） 激素治疗［芳香化酶抑制剂（阿那曲唑，来曲唑，依西美坦）]）（2B类）	紫杉醇周疗或卡铂周疗 多烯紫杉醇或卡铂±来曲唑维持（2B类）或其他内分泌治疗（2B类） 卡铂或脂质体多柔比星±来曲唑维持（2B类）或其他内分泌治疗（2B类） 紫杉醇周疗或卡铂3周疗 多烯紫杉醇或卡铂或贝伐珠单抗+贝伐珠单抗维持（GOG-218） 激素治疗（醋酸亮丙瑞林、他莫昔芬、氟维司群）（2B类）	无

1.5.2　常用的化疗方案（表2-3）

表2-3　上皮性卵巢癌化疗方案和剂量

静脉或腹腔　紫杉醇或顺铂

D1：紫杉醇135 mg/m^2 持续静脉滴注（3 h 或24 h）

D2：顺铂75～100 mg/m^2 腹腔

D8：紫杉醇60 mg/m^2 腹腔

每21 d重复，共6疗程

紫杉醇或卡铂，3周疗

D1：紫杉醇175 mg/m^2 静脉滴注，随后卡铂AUC 5～6静脉滴注

每21 d重复，3～6疗程

多烯紫杉醇或卡铂

D1：多烯紫杉醇60～75 mg/m^2 静脉滴注，随后卡铂AUC 5～6静脉滴注

每21 d重复，3～6疗程

卡铂或脂质体多柔比星

卡铂AUC 5静脉滴注+聚乙二醇化脂质体多柔比星30 mg/m^2 静脉滴注

每28 d重复，3～6疗程

紫杉醇或卡铂或贝伐珠单抗+贝伐珠单抗维持治疗（ICON-7）

D1：紫杉醇175 mg/m^2 静脉滴注，随后卡铂

紫杉醇周疗或卡铂 3 周疗

D1：紫杉醇 80 mg/m² 静脉，随后卡铂 AUC 5~6 静脉

D8、D15：紫杉醇 80 mg/m² 静脉滴注

每 21 d 重复，共 6 疗程

紫杉醇周疗或卡铂周疗

D1、8、15：紫杉醇 60 mg/m² 静脉滴注，随后卡铂 AUC 2 静脉滴注

每周 1 次，连用 18 周

AUC 5~6 静脉滴注，贝伐珠单抗 7.5 mg/kg 静脉滴注

每 21 d 重复，5~6 疗程

停化疗后继续贝伐珠单抗维持治疗 12 次

紫杉醇或卡铂或贝伐珠单抗+贝伐珠单抗维持治疗（GOG‐218）

D1：紫杉醇 175 mg/m² 静脉滴注，随后卡铂 AUC 6 静脉滴注

每 21 d 重复，共 6 疗程

第 2 疗程的第 1 天开始加用贝伐珠单抗 15 mg/kg 静脉滴注，每 21 d 重复，共用 22 次

多烯紫杉醇或卡铂或贝伐珠单抗+贝伐珠单抗维持治疗（GOG‐218）

D1：多烯紫杉醇 75 mg/m² 静脉滴注，随后卡铂 AUC 6 静脉滴注

每 21 d 重复，共 6 疗程

第 2 疗程的第 1 天开始加用贝伐珠单抗 15 mg/kg 静脉滴注，每 21 d 重复，共用 22 次

老年(>70 岁)和(或)有其他并发症患者 紫杉醇或卡铂，紫杉醇 135 mg/m² 静脉滴注+卡铂 AUC 5 静脉滴注，每 21 d 重复，3~6 疗程

紫杉醇周疗或卡铂周疗 D1、8、15：紫杉醇 60 mg/m² 静脉滴注，随后卡铂 AUC 2 静脉滴注，每周 1 次，连用 18 周

1.5.2.1 静脉化疗：适用于 Ⅰ~Ⅳ期。

1.5.2.2 腹腔化疗：应用于有腹水的新辅助化疗、Ⅱ~Ⅲ期初始手术治疗或中间型肿瘤细胞减灭术后。

1.5.2.3 腹腔热灌注

1.5.2.3.1 适应证：初始手术治疗后及中间型肿瘤细胞减灭术后；铂敏感复发的卵巢癌。

1.5.2.3.2 剂量：按照静脉用药标准。

1.5.2.3.3 可选择药物：顺铂、卡铂、紫杉醇等。

1.6 维持治疗

适用于 Ⅱ~Ⅳ期初始治疗临床缓解者(图 2‐4)及铂敏感复发治疗缓解者(图 2‐5)。

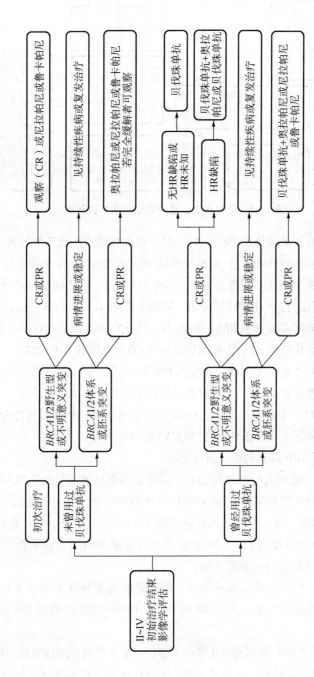

图 2-4 上皮性卵巢癌 II～IV 期患者完成初始治疗后的维持治疗流程

47

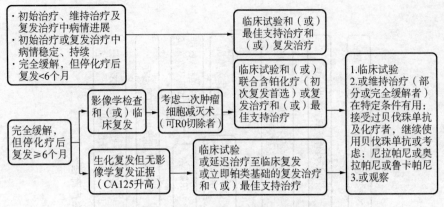

图 2-5 复发性上皮性卵巢癌的治疗流程图

1.6.1 有胚系或体系 BRCA 突变,且一线化疗联用贝伐珠单抗者,维持治疗推荐奥拉帕尼+贝伐珠单抗,或奥拉帕尼,或尼拉帕尼,或鲁卡帕尼。

1.6.2 野生型或不明意义突变的 BRCA1/2,且一线化疗联用贝伐珠单抗者,HR 缺陷者维持治疗推荐奥拉帕尼+贝伐珠单抗,或者贝伐珠单抗。

1.6.3 有胚系或体系 BRCA 突变,且一线化疗未联用贝伐珠单抗者,推荐奥拉帕尼,或尼拉帕尼,或鲁卡帕尼维持治疗;若完全缓解者可观察。

1.6.4 野生型或不明意义突变的 BRCA1/2,且一线化疗未联用贝伐珠单抗者,若完全缓解者可观察;或者推荐尼拉帕尼或鲁卡帕尼维持治疗。

1.6.5 对于无 BRCA 突变者,HRD 状态是判断 PARP 抑制剂是否获益的重要指标,美国国家综合癌症网络(NCCN)推荐考虑 HRD 检测。

1.6.6 PARP 抑制剂维持治疗原则

1.6.6.1 初始治疗后维持治疗:部分新诊断的 Ⅱ~Ⅳ 期高级别浆液性癌、G2 或 G3 级子宫内膜样癌,或 BRCA1/2 突变的透明细胞癌和癌肉瘤在手术和以铂为基础的一线治疗后达到完全缓解(CR)或部分缓解(PR),接受 PARP 抑制剂维持治疗可能获益。Ⅱ 期患者和少见病理类型患者初始治疗后使用 PARP 抑制剂维持治疗的数据有限。

1.6.6.2 复发治疗后维持治疗:部分复发患者既往未用过 PARP 抑制剂,经过以铂为基础的化疗达到 CR 和 PR 后,使用 PARP 抑制剂维持治疗可能获益。

1.6.6.3 PARP 抑制剂使用的注意事项:必须严密监测血常规、肾功能和肝功能。使用尼拉帕利必须监测血压,使用其他 PARP 抑制剂也推荐监测血

48

压。必须根据毒性反应调整合适的剂量。使用前请认真阅读使用说明书。

1.7 激素治疗

内分泌治疗对低级别浆液性癌和G1级卵巢子宫内膜样癌有重要意义,可选择芳香化酶抑制剂、醋酸亮丙瑞林及他莫昔芬。

1.8 复发性上皮性卵巢癌(图2-5)

1.8.1 同时满足无腹水、仅孤立肿瘤病灶或局限性适合完整切除的铂敏感性复发患者建议二次肿瘤细胞减灭术。

1.8.2 铂敏感患者可考虑铂类为基础的化疗,确认病情缓解行序贯靶向药物治疗。

1.8.3 鼓励加入临床试验。

2. 非上皮性卵巢恶性肿瘤

2.1 卵巢生殖细胞肿瘤(图2-6)

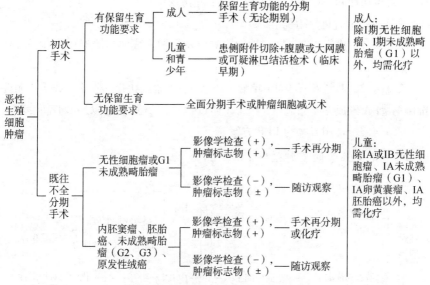

图2-6 卵巢生殖细胞肿瘤诊治流程

2.1.1 有保留生育功能要求的患者

2.1.1.1 无论期别早晚,只要对侧卵巢和子宫未受累及,均应行保留生育功能的手术,即仅切除患侧附件,保留子宫及对侧卵巢,同时行全面手术分期;

49

若双侧卵巢受累,亦可保留子宫,切除双侧附件,同时行全面手术分期。

2.1.1.2　儿童或青少年患者(年龄≤19岁),且临床上为明显的早期患者,可仅切除患侧附件+腹膜、大网膜及可疑淋巴结活检术。

2.1.2　无保留生育功能要求的患者:遵循卵巢肿瘤标准手术分期原则(包括全子宫双侧附件切除、盆腔及腹主动脉旁淋巴结清扫和大网膜切除术)。对可疑转移病例,行肿瘤细胞减灭术。

2.1.3　不全分期:不全手术分期指手术范围不足并可能存在高危因素,如未清扫淋巴结、大网膜未切除、手术中偶然发现的隐匿性肿瘤等,需根据影像学评估及肿瘤标志物水平,进行相应处理。

2.1.3.1　无性细胞瘤或未成熟畸胎瘤(G1):有残留病灶且肿瘤标志物升高:分期手术(按是否有生育要求决定手术范围);无残留病灶和(或)肿瘤标志物升高:随访观察。

2.1.3.2　内胚窦瘤、胚胎癌、未成熟畸胎瘤(G2、G3)、原发性绒癌:有残留病灶且肿瘤标志物升高:分期手术(按是否有生育要求决定手术范围或化疗;无残留病灶和(或)肿瘤标志物升高:随访观察。

2.1.4　术后化疗指征

2.1.4.1　成人:除Ⅰ期无性细胞瘤以及Ⅰ期未成熟畸胎瘤(G1)以外,均需化疗。

2.1.4.2　儿童及青少年(年龄≤19岁):观察或化疗。除ⅠA或ⅠB无性细胞瘤、ⅠA未成熟畸胎瘤(G1)、ⅠA卵黄囊瘤、ⅠA胚胎癌以外,均需化疗。

2.1.4.3　常用方案为BEP方案。

2.2　卵巢性索间质肿瘤(图2-7)

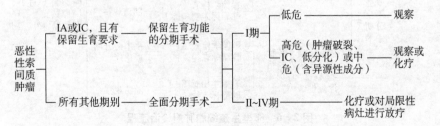

图2-7　卵巢性索间质肿瘤诊治流程

2.2.1　手术范围

2.2.1.1　ⅠA或ⅠC且要求保留生育功能的患者,可行保留生育功能的

分期手术

2.2.1.2　其他期别患者,均需行全面分期手术,但可以不系统清扫淋巴结。

2.2.2　术后辅助治疗

2.2.2.1　Ⅰ期:根据是否有高危因素(肿瘤破裂、ⅠC、低分化)及中危因素(含异源性成分)决定是否辅以化疗。若无中高危因素,可观察;若有中高危因素,可观察或化疗。

2.2.2.2　Ⅱ~Ⅳ期:均需化疗或对局限性病灶进行放疗。

2.2.2.3　化疗方案多采用 BEP 或 TC 方案。

2.2.3　复发患者:可考虑二次肿瘤细胞减灭术或二线化疗或激素治疗或姑息治疗,鼓励加入临床试验。

2.3　卵巢交界性上皮性肿瘤(图 2-8)

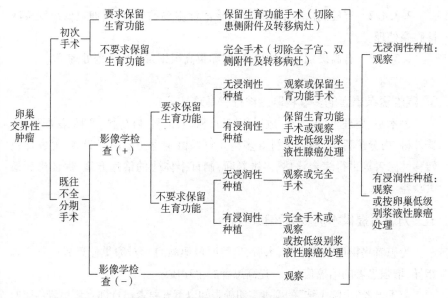

图 2-8　交界性上皮性肿瘤诊治流程

注:盆腔淋巴结清扫和大网膜切除术并不能改善预后,需视个体情况而定。

2.3.1　手术范围

2.3.1.1　年轻、要求保留生育功能的患者,可以仅切除患侧附件及转移病灶,保留子宫及对侧卵巢和输卵管。若肿瘤累及双侧卵巢,部分患者亦可保留子宫及附件,行肿瘤剥除术,但复发率高于附件切除,需告知患者。

2.3.1.2　不要求保留生育功能的患者,建议行全子宫+双附件切除术+大网膜切除术,有转移者行肿瘤细胞减灭术。

2.3.1.3　盆腔淋巴结清扫术并不能改善预后,需视个体情况而定。

2.3.2　初次手术不全分期的患者:需结合影像学评估有无残留病灶,以及前次手术病理有无"浸润性种植",并结合患者的生育要求,综合考虑决定治疗方案。

2.3.3　术后辅助治疗:根据术后病理有无"浸润性种植"决定。无浸润性种植的患者可以观察。有浸润性种植的患者按卵巢低级别浆液性腺癌的化疗方案处理(铂为基础的化疗)或观察。

2.3.4　复发性交界性肿瘤:仍可积极考虑再次手术评估和肿瘤细胞减灭术,并根据术后病理决定后续治疗方案。

2.3.4.1　无浸润性种植的患者可以观察。

2.3.4.2　有浸润性种植或低级别浆液性腺癌的患者,按卵巢低级别浆液性腺癌处理。

2.3.4.3　有高级别腺癌的患者,按卵巢高级别浆液性腺癌处理。

3. 疑难复杂患者的多学科联合诊疗(MDT)

手术室、病理科、护理部、放射科、超声科、心内科、麻醉科、产科、泌尿外科、普外科、内分泌科、辅助生殖科等多科室对保留生育功能治疗患者、复发性及转移性患者等进行综合评估、多维判断,制订个体化的治疗方案,保证患者最大获益。

五、为患者提供术前、术后健康教育

为患者提供卵巢癌术前、术后、出院时健康教育。对卵巢癌患者进行心理指导,增强患者的治癌信心,可提高患者的生存质量。

交予患者"出院小结"的副本需明确告知以下五要素:① 卵巢癌患者出院时病情风险情况及因素;② 进行生活方式指导,预防并发症及复发;③ 告知卵巢癌术后复发早期症状的识别;④ 告知卵巢癌患者治疗的长期影响;⑤ 告知卵巢癌患者治疗后需终身随访,以及相关随访时限要求和主要随访、检查项目等信息。

1. 随访间隔(图2-9)

术后或辅助治疗结束后2年内,每3个月随访1次,3~5年内每6个月随

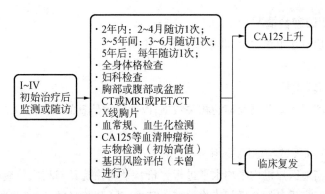

图2-9 卵巢恶性肿瘤随访流程

访1次,5年后每年随访1次。根据情况调整随访频率与随访项目。

2. 随访内容

2.1 全身体格检查

2.2 妇科检查

2.3 血常规、血生化检测

2.4 血清肿瘤标志物检测

2.5 影像学检查

2.5.1 保留生育功能者,术后6个月行盆腔增强MRI检查,之后每年检查1次至术后5年。

2.5.2 不保留生育功能者,在治疗结束3~6个月内行全身PET/CT检查或胸部CT、腹部或盆腔增强CT检查;之后每年检查1次盆腔MRI增强至术后5年。

2.5.3 根据临床症状及复发、转移者首选给予PET/CT检查。

2.6 基因风险评估

六、其他质控内容

1. 不良事件记录及报告

如出现术中出血>1 000 mL、脏器损伤(输尿管、膀胱、肠管、神经损伤等)、严重感染、非计划二次手术等,及时填报不良事件报告单,汇报科主任及医院质量安全部门。

2. 术后切口愈合情况

出院切口达甲级愈合,非甲级愈合需说明原因。

3. 病例资料填报

认真填写病案首页及随访相关数据,以便相关信息的编码提取。

4. 患者住院天数与住院费用

依据当地医疗机构平均水平进行评价。平均住院日与均次住院费用可以侧面反映医疗质量的高低与工作效率。其中,费用监测包括住院总费用(元)、药费(元)、手术治疗费用(元)、手术用一次性医用材料费用(元)。

5. 患者对服务满意程度评价结果

通过对患方满意度的调查,了解患者诉求,有利于提高服务水平,调整服务方式,让患者得到更满意的服务。

卵巢癌手术治疗:医疗机构质控核心目标

长三角地区的卵巢癌手术治疗:医疗机构质控核心目标,详见表2-4。

表2-4　医疗机构质控核心目标

序号	指标名称	指标类型	具 体 内 容	要 求
指标1	医师资质	过程指标	医院需实行手术分级考核制度,主刀医师需经培训、考核有四级妇科肿瘤手术资质 **分子**:有资质医师主刀的卵巢癌肿瘤细胞减灭术的患者数 **分母**:接受卵巢癌肿瘤细胞减灭术的患者数	100%符合为达标,否则为不达标

序号	指标名称	指标类型	具　体　内　容	要　求
指标2	疑难患者MDT治疗率	过程指标	MDT团队： 根据患者不同需求创建MDT团队,组成人员应≥3个相关专业专家。MDT团队可包括妇科肿瘤学、影像学、放射肿瘤学(有放疗设备)、医学或临床肿瘤学、病理学、生殖医学、产科学专家等 需MDT的卵巢癌患者至少包括： 1. 合并严重内外科疾病的卵巢癌患者 2. 晚期卵巢癌患者 3. 复发性卵巢癌 4. 要求保留生育治疗的早期卵巢癌患者 **分子**：由MDT团队进行治疗干预的卵巢癌患者数 **分母**：所有需要由MDT治疗干预的卵巢癌患者数	100%为100分,91%~99%为90分,81%~90%为80分,每降低10%扣10分,以此类推
指标3	术前评估完整率	过程指标	必须术前评估项目： 1. 体格检查及盆腔检查 2. 血尿常规、生化指标、凝血功能、心电图、X线胸片检查 3. 血清肿瘤标志物检查 4. 盆腔超声检查 5. 血栓评估：可考虑血管超声检查；疑似高危人群可行CTA 6. 胸腹盆腔MRI和(或)CT等影像学检查；可选择性行PET/CT检查 7. 体能评估(KPS评分和PS评分) 8. 通过合适的方法(如CA125或CEA值、腹腔镜或影像学引导下活检)排除转移性卵巢癌或腹膜肿瘤,必要时行胃肠镜检查等 **分子**：术前完成以上评估的卵巢癌患者 **分母**：所有接受肿瘤细胞减灭术的卵巢癌患者数	缺0项为100分,缺1项为80分,缺2项为60分,缺3项及以上为0分

序号	指标名称	指标类型	具　体　内　容	要　求
指标4	手术记录规范率	过程指标	手术记录结构化，必须描述： 1. 手术途径 2. 术中探查病灶来源、大小和累及范围：子宫及双侧附件、腹膜种植病灶(膀胱腹膜反折、直肠子宫陷凹及其他部位)、小肠或大肠或肠襻上病灶、肠系膜根部是否受累，膈肌、大网膜、胃、肝脏、脾脏情况，以及病灶大小、浸润深度 3. 术中收集腹腔冲洗液或腹水送细胞学检查 4. 淋巴结切除 (1) 局限于盆腔的卵巢癌及保留生育功能者行全面分期手术，进行盆腔及腹主动脉旁淋巴结清扫术(至少肠系膜下动脉水平，最好到达肾静脉水平) (2) 对于累及盆腔和上腹部的卵巢癌必须切除可疑转移或增大的淋巴结，临床阴性淋巴结可以不切除；若肿瘤超出盆腔，但转移灶≤2 cm者需行盆腔和腹主动脉旁淋巴结切除术 (3) 中间型肿瘤减灭术需切除肿大或可疑淋巴结，切除初次诊断时有潜在转移的淋巴结 (4) 儿童(青春期)的早期生殖细胞肿瘤或交界性肿瘤可不切除淋巴结 5. 手术范围描述 6. 记录无瘤原则的措施(切口保护膜、外科取物袋) 7. 术后有无肿瘤残留，残留病灶的部位和大小，以及无法达到满意肿瘤细胞减灭的原因 8. 手术基本数据(手术持续时间、失血量) 9. 术中并发症(类型、程度、处理) **分子**：手术记录完整包含以上必须要素的行满意肿瘤细胞减灭术的卵巢癌患者数 **分母**：所有肿瘤细胞减灭术的卵巢癌患者数	100%符合为达标，否则为不达标

序号	指标名称	指标类型	具　体　内　容	要　求
指标5	抗菌药物使用规范率	过程指标	预防性抗菌药物选择与使用的规范率： 1. 术前预防性抗菌药物的种类为第一、二代头孢菌素（可加用甲硝唑），或头霉素类 2. 手术预防性使用抗菌药物应在皮肤、黏膜切开前0.5~1 h内或麻醉开始时给药 3. 手术超过3 h，或失血量≥1 500 mL，术中加用1次抗菌药物 4. 术后24 h内停止使用抗菌药物，合并感染高危因素者可延长至术后48 h **分子**：预防性抗菌药物选择与使用规范的卵巢癌手术患者数 **分母**：所有使用抗菌药的卵巢癌手术患者数	100%符合为达标，否则为不达标
指标6	病理报告规范率	过程指标	详细病理报告必须包括以下所有项目： 1. 病理申请单 2. 中间型肿瘤细胞减灭术标本需结合新辅助化疗前的活检标本：明确病理组织类型及分化情况 3. 大体描述：肿块部位、大小、（输卵管/卵巢）包膜是否完整（结合术中描述是否自发破裂）、转移病灶部位及大小（大网膜是否累及和最大病灶） 4. 肿瘤分级（癌或交界性肿瘤）和肿瘤组织类型（浆液性癌、透明细胞癌、内膜样癌、未分化癌、癌肉瘤） 5. 经病理证实的远处转移（评判肿瘤是否累及胃肠壁，累及是否透壁，肿瘤累及肝包膜还是肝实质） 6. 交界性肿瘤需明确组织类型；浆液性交界性肿瘤是否有微乳头结构；是否有微浸润；浆液性或黏液性交界性肿瘤是否有种植转移 7. 腹水细胞学检查结果 8. 淋巴结切除及转移的部位及数目	100%为100分，95%~99%为80分，90%~94%为60分，<90%为0分

序号	指标名称	指标类型	具 体 内 容	要　求
指标6	病理报告规范率	过程指标	9. 建议对上皮性卵巢癌组织进行相关的基因检测 **分子**：病理报告包含以上必须要素的接受肿瘤细胞减灭术的卵巢癌手术患者数 **分母**：所有接受肿瘤细胞减灭术的卵巢癌患者数	
指标7	保留生育功能的医患沟通率	结构指标	有保留生育功能需求的患者,符合保留生育功能指征,有无与这些患者讨论保留生育功能的治疗方案 **分子**：符合保留生育功能治疗指征且进行书面沟通的患者数 **分母**：可保留生育功能治疗指征的患者数	100%为100分,95%~99%为80分,90%~94%为60分,<90%为0分
指标8	晚期卵巢癌手术完全切除率	结构指标	手术完全切除率=接受完全手术切除的晚期卵巢癌患者人数/所有晚期卵巢癌患者[定义：完全切除率是指手术(包括初始肿瘤细胞减灭术和中间型肿瘤细胞减灭术)目的达到满意肿瘤细胞减灭,即肉眼未见残留病灶] **分子**：接受完全手术切除的晚期卵巢癌患者数 **分母**：所有晚期卵巢癌患者数	完全切除率≥65%得100分,60%~65%为90分,55%~60%为80分,50%~55%为70分,50%为60分,<50%为0分
指标9	晚期卵巢癌初次肿瘤细胞减灭术比例	结构指标	接受初次肿瘤细胞减灭术的Ⅲ~Ⅳ期患者比例 **分子**：接受初次肿瘤细胞减灭术的Ⅲ~Ⅳ期患者数 **分母**：所有未经治疗的晚期卵巢癌患者数	≥50%为100分,50%~40%为80分,40%~30%为60分,<30%为0分
指标10	术后随访的宣教率	结构指标	术后随访时间间隔及随访内容的告知,健康宣教内容的告知患者比例 **分子**：术后进行书面宣教的卵巢癌患者数 **分母**：所有的卵巢癌手术患者数	100%为100分,95%~99%为80分,90%~94%为60分,<90%为0分

58

序号	指标名称	指标类型	具 体 内 容	要 求
指标11	遗传咨询评估和基因检测	结果指标	书面告知所有确诊为卵巢恶性肿瘤的患者(包括上皮性卵巢癌和非上皮性卵巢癌)需遗传风险评估和相关基因检测 **分子**：已建议进行遗传咨询评估和基因检测的卵巢癌患者数量 **分母**：所有卵巢癌患者数量	100%为100分，95%~99%为80分，90%~95%为60分，<90%为0分
指标12	术后30 d内随访率及并发症发生率	结果指标	术后30 d内按要求结构化随访，并能获取术后30 d内并发症的发生率 **分子**：术后30 d内接受随访的患者数 **分母**：所有接受手术的卵巢癌患者数	100%完成为达标，否则为不达标
指标13	术后长期随访率	结果指标	术后5年按规范随访的患者数/总的手术患者数为随访率 **分子**：术后5年内按规范随访的卵巢癌患者数 **分母**：术后5年内的卵巢癌患者数	≥60%为100分，≥30%为60分，≤30%为0分
指标14	术后复发率	结果指标	Ⅰ期患者初次手术后2年内的复发率 **分子**：初次手术后2年内复发的Ⅰ期卵巢癌患者 **分母**：所有接受手术的Ⅰ期卵巢癌患者	<10%为100分，10%~15%为90分，以此类推

注：本质量指标体系综合医疗机构所有卵巢癌手术患者的诊疗过程和结果，每个质控指标均进行独立评价，体现环节质量控制点的质量水平。

参考文献

1. McCluggage WG, Judge MJ, Clarke BA, et al. Data set for reporting of ovary, fallopian tube and primary peritoneal carcinoma：recommendations from the International Collaboration on Cancer Reporting (ICCR)[J]. Modern Pathology, 2015, 28(8), 1101－1122.

2. Fotopoulou C, Concin N, Planchamp F, et al. Quality indicators for advanced ovarian cancer surgery from the European Society of Gynaecological Oncology(ESGO)：2020 update[J]. Int J Gynecol Cancer, 2020, 30(4)：436－440.

卵巢癌质控病例个案检查表单

长三角地区的卵巢癌质控病例个案检查表单,详见表2-5。

表2-5 质控病例个案检查表单

被检查医院: _____   住院号: _____

得分(满分100分): _____   检查者: _____

项目	分值	检查内容	指标类型	评 分 标 准	扣分	得分
术前质控(35分)	5	一般情况评估	过程指标	既往内外科并发症、既往手术史、用药史、心肺功能评估、血糖血压围手术期管理、体能评估(PS评分和KPS评分),缺1项扣1分,扣完为止		
	5	体格检查	过程指标	完整的全身体格检查及妇科检查,按系统分,缺1项扣0.5分,扣完为止		
	3	血清肿瘤标志物评估	过程指标	如血CA125、HE4、CEA、CA199、AFP、CA724、β-hCG、抑制素、E_2、AMH等,缺者每项扣0.5分,扣完为止		
	2	病理会诊	过程指标	外院标本、胸腔积液(腹水)涂片均应行病理会诊,缺者扣2分。三级医院可酌情不用会诊		
	5	影像学评估	过程指标	胸部CT、上腹部CT、盆腔增强MRI、PET/CT(可代替前述检查)、盆腔超声,缺1项扣1分,扣完为止		
	5	DVT风险评估	过程指标	未评估扣5分,未给予相应干预措施扣3分		
	5	手术适应证	过程指标	手术指征不明确,扣5分		
	5	替代治疗方案告知	过程指标	替代方案告知不合理,扣5分		

项目	分值	检查内容	指标类型	评 分 标 准	扣分	得分
术中质控（30分）	5	医师资质	过程指标	主刀医师无四级手术资质者,扣5分		
	10	手术规范	过程指标	器官组织切除范围规范,与分期相符合,手术记录必须包括: 1. 手术途径 2. 手术基本数据(手术持续时间、失血量) 3. 术中并发症(类型、程度、处理) 4. 术中无瘤原则的记录(切口保护膜及外科取物袋隔离肿瘤组织、减少癌细胞污染、灭菌水大量冲洗手术区域等) 5. 术中探查需描述盆腔及上腹部脏器情况 [子宫及双侧附件、腹膜种植病灶(膀胱腹膜反折、直肠子宫陷凹及其他部位)、小肠或大肠和(或)肠襻上病灶、肠系膜根部是否受累,膈肌、大网膜、胃、肝脏、脾脏情况,以及病灶大小、浸润深度] 6. 术毕肿瘤细胞减灭结果评估:术后有无肉眼可见的病灶残留,残留病灶部位、大小 7. 腹腔冲洗液或腹水送细胞学检查 不符合者每项扣3分,扣完为止		
	5	预防性抗菌药物选择及使用规范	过程指标	术前预防性抗菌药物的种类为第一、二代头孢菌素(可加用甲硝唑)或头霉素类。部分不符合,扣1分,完全不符合,扣2分		
			过程指标	应在皮肤、黏膜切开前0.5~1 h内或麻醉开始时给药。不符合,扣1分		
			过程指标	手术超过 3 h,或失血量 ≥1 500 mL,术中加用 1 次抗菌药物。不符合,扣1分		

项目	分值	检查内容	指标类型	评分标准	扣分	得分
术中质控（30分）	5	预防性抗菌药物选择及使用规范	过程指标	术后 24 h 停止使用抗菌药物，合并感染高危因素可延长至术后 48 h。不符合，扣 1 分		
	5	术中更改手术方案的医患沟通	过程指标	未在术中及时征得患方书面知情同意，扣 3 分		
	5	术中不良事件	过程指标	非病灶因素而致大血管、盆腹腔脏器损伤者，扣 3 分		
术后质控（25分）	5	病理描述	过程指标	病理资料完善，病理单回报有记录和小结，符合最低要求的病理报告（至少包括以下所有项目） 1. 详细的病理申请单 2. 中间型肿瘤细胞减灭术标本需结合新辅助化疗前的活检标本：明确病理组织类型及分化情况 3. 大体描述：肿块部位、大小、（输卵管或卵巢）包膜是否完整（结合术中描述是否自发破裂）、转移病灶部位及大小（大网膜是否累及和最大病灶） 4. 肿瘤分级（癌或交界性肿瘤）和肿瘤组织类型（浆液性癌、透明细胞癌、内膜样癌、未分化癌、癌肉瘤） 5. 经病理证实的远处转移（评判肿瘤是否累及胃肠壁，累及是否透壁，肿瘤累及肝包膜还是肝实质） 6. 交界性肿瘤需明确组织类型；浆液性交界性肿瘤是否有微乳头结构；是否有微浸润；浆液性或黏液性交界性肿瘤是否有种植转移 7. 腹水细胞学检查结果 8. 淋巴结切除及转移的部位及数目 9. 建议对上皮性卵巢癌组织进行相关的基因检测 缺 1 项扣 2 分		

(续　表)

项目	分值	检查内容	指标类型	评 分 标 准	扣分	得分
术后质控（25分）	5	术后30 d内并发症汇报	结果指标	术后30 d内并发症未报或漏报者,扣5分		
	5	术后诊断规范	结果指标	依据手术石蜡病理,修订术后最终FIGO或TNM分期,体现于病程记录和出院小结中,未修订扣5分		
	5	术后治疗方案合理	结果指标	需告知患者术后化疗和维持治疗方案,制订后续方案不规范,扣5分		
	4	术后随访	结果指标	未告知随访内容、随访时间,扣2分;无术后随访资料,扣2分		
	1	术后健康宣教	结果指标	未进行健康宣教者,扣1分		
其他质控（10分）	2	疑难患者MDT干预	过程指标	未给予疑难患者相应MDT干预,或因患者拒绝MDT未告知后果的,扣2分 需MDT的卵巢癌患者包括: 1. 合并严重内外科疾病的卵巢癌患者 2. 晚期卵巢癌患者 3. 复发性卵巢癌 4. 要求保留生育功能治疗的早期卵巢癌患者		
	2	遗传评估	结果指标	建议遗传风险评估;建议*BRCA1/2*及相关基因检测,体现于病程记录或出院小结。无相关记录者,扣2分		
	2	保留生育功能的医患沟通	过程指标	符合保留生育功能指征的患者,未进行书面沟通,扣2分		
	2	患者住院天数	结果指标	住院天数>20 d,扣2分		
	2	住院费用(元)	结果指标	超过当地同类手术患者平均住院费用15%,不能合理说明理由,扣2分		

　　注: 本表单用于卵巢癌手术病例的个案检查,一个具体病例诊疗完成后,依据本表进行全面评价,体现各质控环节是否规范。

卵巢癌质控自查表单

长三角地区的卵巢癌质控自查表单,详见表 2-6。

表 2-6 质控自查表单

住院号:＿＿＿＿＿ 患者姓名:＿＿＿＿＿ 检查日期:＿＿＿＿＿ 检查者:＿＿＿＿＿

项目	检 查 内 容	是	否(相关理由)
OC-1	术前患者一般情况评估		
OC-2	术前体格检查(妇科检查)		
OC-3	术前血清肿瘤标志物检查		
OC-4	术前进行影像学评估		
OC-5	手术指征明确		
OC-6	手术方案合理规范		
OC-7	告知治疗替代方案		
OC-8	术中进行手术安全核查		
OC-9	手术范围合理		
OC-10	术中进行无瘤操作并记录		
OC-11	术中更改手术方案及时征得患方同意		
OC-12	应用预防性抗菌药物,手术超过 3 h 有加用抗菌药物		
OC-13	手术记录有详细的术前和术毕的肿瘤病灶分布、大小描述		
OC-14	术后确认病理回报并记录		
OC-15	依据术后病理,修正诊断 FIGO 或 TNM 分期		

项目	检　查　内　容	是	否（相关理由）
OC－16	依据术后病理,制订后续规范化综合治疗方案		
OC－17	进行 DVT 风险评估,实施相关预防措施		
OC－18	未发生不良医疗事件		
	发生不良医疗事件,有记录并上报		
OC－19	出院记录中有建议遗传评估、后续治疗方案、随访内容及随访时间		

注:本表单用于住院诊疗病历自查或互查,于患者出院后病历定稿前完成。

3 子宫内膜癌

子宫内膜癌质控标准

一、本质控标准适用于子宫内膜癌手术患者

二、本质控标准采用美国癌症联合会(AJCC)TNM分期(2017年第8版)和国际妇产科联盟(FIGO)2009年手术病理分期

表3-1 子宫内膜癌 AJCC TNM 分期和 FIGO 2009 年手术分期系统

TNM 分期	FIGO 分期	描 述
原发肿瘤(T)		
TX		原发肿瘤无法评估
T0		无原发肿瘤证据
Tis		原位癌(浸润前癌)
T1	I	肿瘤局限于宫体,包括宫颈腺体累及
T1a	I A	肿瘤局限于子宫内膜或浸润子宫肌层<1/2
T1b	I B	肿瘤浸润子宫肌层≥1/2
T2	II	肿瘤浸润宫颈间质结缔组织,但未超出子宫。不包括宫颈腺体累及
T3	III	肿瘤累及浆膜、附件、阴道或宫旁
T3a	III A	肿瘤累及浆膜和(或)附件(直接浸润或转移)
T3b	III B	阴道累及(直接浸润或转移),或宫旁累及
T4	IV A	肿瘤浸润膀胱黏膜和(或)直肠黏膜大泡性水肿不足以将肿瘤定义为T4
区域淋巴结(N)		
NX		区域淋巴结无法评估
N0		无区域淋巴结转移

TNM 分期	FIGO 分期	描 述
N0(i+)		区域淋巴结见孤立肿瘤细胞<0.2 mm
N1	ⅢC1	盆腔区域淋巴结转移
N1mi	ⅢC1	盆腔区域淋巴结转移(转移灶直径为 0.2~2 mm)
N1a	ⅢC1	盆腔区域淋巴结转移(转移灶直径>2 mm)
N2	ⅢC2	腹主动脉旁淋巴结转移,伴或不伴盆腔淋巴结转移
N2mi	ⅢC2	腹主动脉旁淋巴结转移(转移灶直径为 0.2~2 mm),伴或不伴盆腔淋巴结转移
N2a	ⅢC2	腹主动脉旁淋巴结转移(转移灶直径>2 mm),伴或不伴盆腔淋巴结转移

如仅通过前哨淋巴结活检发现有转移,N 前加 sn

远处转移(M)

M0		无远处转移
M1	ⅣB	远处转移(包括转移至腹股沟淋巴结、腹腔内病灶、肺、肝、骨,不包括转移至盆腔或腹主动脉旁淋巴结、阴道、子宫浆膜面或附件)

表 3-2 FIGO 组织学分级

组织分级(G)	描 述
G	G 定义
GX	分级无法评估
G1	分化良好
G2	中度分化
G3	分化差或未分化

三、子宫内膜癌评估及治疗的总体原则

1. 术前评估原则(图 3-1、图 3-2)

包括患者意愿、一般情况、病史和体格检查、妇科检查、病理学检查(或会

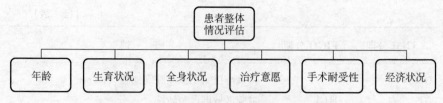

图 3-1 子宫内膜癌患者术前整体情况评估

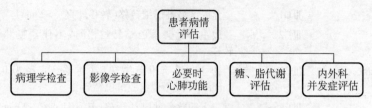

图 3-2 子宫内膜癌患者术前病情评估

诊外院病理切片)、影像学检查、生化检查、糖脂代谢评估等综合判断。对可能存在心肺功能障碍的患者进行心肺功能评估。对存在内外科并发症的患者进行相关专科评估。建议对子宫内膜癌患者测量体质指数(BMI)。

2. 影像学评估原则

2.1 胸部 CT 平扫(无需增强)

2.2 子宫未切除前,首选盆腔增强 MRI

判断肿瘤来源(宫颈管或宫腔)及累及范围。

2.3 腹(盆)腔增强 CT

评估有无转移病灶及范围。

2.4 胸部 CT 及腹(盆)腔增强 CT

对于子宫全切术后意外发现子宫内膜癌或不全手术分期伴危险因素的子宫内膜癌患者,评估有无残留病变和转移病灶。

2.5 其他影像学检查

高度怀疑转移的病例,可考虑行 PET/CT。

3. 遗传咨询原则

有下列情况,建议进行遗传咨询,必要时基因检测:① 肿瘤组织检测存在错配修复蛋白(MLH1、MSH2、MSH6 及 PMS2)中一个或几个表达缺失,或存在微卫星不稳定;② 没有错配修复蛋白表达缺失,但有显著内膜癌和(或)结直肠癌家族史或个人史者。

4. 手术分期原则

4.1 手术可经腹、经阴道,或腹腔镜、机器人进行

尽量完整取出子宫,如无法完整取出,必须将子宫放入取物袋中碎瘤取出。应避免无保护地碎瘤。

4.2 全面仔细探查盆腹腔

有无子宫外肉眼可疑病灶,并做详细记录,对任何可疑病灶应进行活检并病理诊断。

4.3 推荐腹水细胞学检查并单独报告

4.4 全子宫双输卵管、卵巢切除(TH/BSO)是子宫内膜癌基本术式

4.5 淋巴结活检或清扫

根据患者具体情况选择前哨淋巴结定位活检或盆腔淋巴结清扫±腹主动脉旁淋巴结清扫。

4.6 卵巢保留与否及淋巴结活检或清扫与否

根据患者复发或转移风险及年龄等具体情况个体化决定。

4.7 必须切除可疑或增大的淋巴结

4.8 浆液性癌、透明细胞癌和癌肉瘤应行大网膜活检

4.9 手术记录

术中探查情况、手术具体实施内容及术后有无肿瘤残留,残留病灶部位、大小等情况应详细记录。

5. 病理评估原则

手术标本应进行详细病理评估:

5.1 子宫

必须描述病理类型,如子宫内膜样癌(明确分级 G1、G2 和 G3)、非内膜样癌(浆液性癌、透明细胞癌及癌肉瘤等)。必须描述肿瘤大小及部位、肌层浸润深

度、宫颈间质有无累及、组织学分级、有无淋巴脉管间隙浸润(LVSI),并评估 LVSI 为局灶性还是广泛性(在至少一张 HE 切片上有≥4 个 LVSI)。

5.2 其他组织或器官

包括输卵管或卵巢、阴道、宫旁组织、腹膜、大网膜等有无癌灶累及。

5.3 腹腔细胞学检查结果

5.4 如有切除淋巴结

需描述检获淋巴结部位及个数,有无转移,对于前哨淋巴结应进行病理超分期,并描述有无孤立肿瘤细胞或微转移。

5.5 错配修复(mismatch repair, MMR)蛋白或微卫星不稳定 MSI - H 检测

建议对子宫内膜癌组织进行 MMR 状态检测,如 MMR 蛋白(MLH1、MSH2、MSH6 及 PMS2)免疫组化法检测或 MSI 检测。

5.6 相关指标检测

建议对子宫内膜癌组织进行 ER、PR、P53、PTEN 及 Ki67,β-catenin,L1CAM 等指标免疫组化检测。

5.7 分子分型检测

建议对所有子宫内膜癌进行分子分型检测,条件有限时,对低危类型(子宫内膜样癌 G1－2,Ia 期)可省略 *POLE* 检测,但仍应进行 MMR 和 *p53* 评估。

5.8 Her2 检测

对于Ⅲ期及以上的子宫内膜浆液性癌或癌肉瘤患者,建议行 Her2 检测。

6. 系统治疗原则

系统治疗包括化疗、激素治疗和靶向药物治疗等。

6.1 化疗首选方案

卡铂或紫杉醇(TC 方案),或者以铂为增敏剂的同步放化疗加 TC 方案化疗。

6.2 复发性子宫内膜癌

TC 方案仍是首选一线治疗方案。

6.3 错配修复系统缺陷或微卫星不稳定的复发性子宫内膜癌

可选择免疫检查点抑制剂治疗。

6.4 无错配修复系统异常或微卫星不稳定的复发性子宫内膜癌

可考虑免疫检查点抑制剂联合酪氨酸激酶抑制剂治疗。

6.5 Her2 扩增的晚期或复发性浆液性癌患者

行 TC 联合曲妥珠单抗治疗。

6.6 复发性或转移性子宫内膜癌患者,ER 或 PR 阳性表达者

可选择激素治疗,包括芳香化酶抑制剂(来曲唑)或高效孕激素。

6.7 临床试验

建议复发性或转移性子宫内膜癌患者加入临床试验。

7. 放射治疗原则

7.1 方法

包括盆腔外照射放疗(EBRT)和(或)阴道近距离放疗(VBT)。

7.2 方案

根据手术病理分期及子宫内膜癌复发转移高危因素,制订放疗方案及放疗野。

7.3 立体定向放疗(SBRT)和插植放疗

可用于适合的局部转移或复发患者。

8. 加速康复外科(ERAS)应用原则

可对早期肿瘤患者开展加速康复围手术期管理,遵循 ERAS 围手术期管理相关流程。

9. 静脉血栓栓塞风险(VTE)评估与预防原则

对所有肿瘤患者进行深静脉血栓栓塞风险评估,并按照评分实施分层预防措施,遵循 VTE 预防管理相关流程。

10. 预防性抗菌药物选择与使用时机

子宫内膜癌手术属于Ⅱ类切口手术,涉及阴道等开放性部位,若术后继发感染,增加住院时间和住院费用。遵循《抗菌药物临床应用指导原则(2015 年

版)》,围手术期预防性应用抗菌药物可显著降低术后感染的发生率。

10.1 预防性抗菌药物品种选择

第一、二代头孢菌素(可加用甲硝唑),或头霉素类。

10.2 给药方法

给药途径为静脉输注,应在皮肤、黏膜切开前 0.5～1 h 内或麻醉开始时给药。

10.3 预防用药维持时间

抗菌药物的有效覆盖时间应包括整个手术过程。如手术时间超过 3 h 或超过所用药物半衰期的 2 倍,或成人出血量超过 1 500 mL,术中应追加 1 次。清洁-污染手术和污染手术的预防用药时间为 24 h,污染手术必要时延长至术后 48 h。

11. 手术安全核查原则

由具有资质的手术医师、麻醉医师和手术室护士三方,分别在麻醉实施前、手术开始前和患者离开手术室前,共同对患者身份和手术部位等内容进行核查。

四、子宫内膜癌诊疗

1. 子宫内膜样癌

1.1 术前评估肿瘤明确局限于子宫(图 3 - 3)

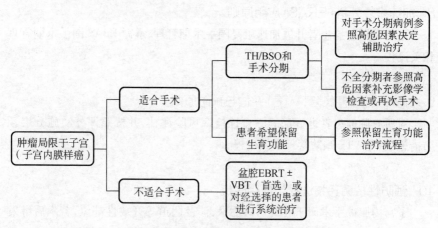

图 3 - 3 子宫内膜样癌术前评估局限于子宫患者的诊疗流程

72

1.1.1　适合手术患者：遵循子宫内膜癌手术分期原则。

1.1.1.1　部分绝经前早期子宫内膜样癌患者，无危险因素可考虑保留卵巢。

1.1.1.2　低危类型（G1 或 G2，浅肌层，肿瘤直径<2 cm）患者可不清扫淋巴结。

1.1.1.3　术前盆腔增强 MRI 或活检提示明显累及宫颈间质患者，可行子宫全切术或广泛子宫切除术。目前已有证据显示广泛手术较子宫全切术并不能改善患者预后。因此，可进行子宫全切术，只有在需要获得阴性切缘时才进行更大范围的手术。

1.1.1.4　术后根据高危因素（深肌层浸润、G3、广泛 LVSI 等）存在与否选择实施包括阴道近距离放疗（VBT）、盆腔外照射放疗（EBRT）及系统治疗在内的各种辅助治疗方案。

1.1.1.5　一旦阴道顶愈合即行放疗，最好在术后 12 周内。

1.1.1.6　如需行放疗联合化疗，通常先行同步放化疗，然后进行 4 次 TC 方案化疗。

1.1.2　不适合手术患者：首选盆腔 EBRT±VBT，或对经选择的患者进行系统治疗。

1.1.3　Ⅱ期子宫内膜样癌术后补充治疗

影响Ⅰ期治疗决策的子宫危险因素，如深肌层浸润和广泛 LVSI，也影响Ⅱ期内膜癌的辅助治疗决策。

2. 术前评估怀疑子宫外累及患者（图 3－4）

2.1　适合初始手术者

全面手术分期+肿瘤细胞减灭术。手术目的是切除所有肉眼可见病灶。若怀疑远处转移，则行系统治疗和（或）盆腔 EBRT 和（或）激素治疗，治疗后评估可手术的，行手术治疗。

2.2　不适合初始手术者

盆腔 EBRT±VBT±系统治疗；对于无法接受放疗患者，可行系统治疗。后续可再评估可否手术治疗。

2.3　Ⅲ期、Ⅳ期子宫内膜样癌术后补充治疗

Ⅲ期及以上子宫内膜样癌患者术后根据具体情况加用包括系统治疗、盆腔 EBRT 及 VBT 在内的各种辅助治疗措施。

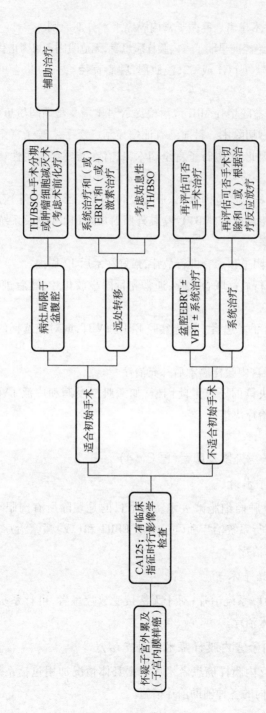

图 3－4　子宫内膜样癌术前评估怀疑子宫外累及患者的诊疗流程

74

3. 不全手术分期

不全手术分期指手术范围不足并可能存在危险因素,如深肌层浸润、淋巴脉管间隙浸润或宫颈侵犯等。根据是否有危险因素,决定后续选择随访观察、再次手术分期或是辅助治疗(图3-5)。

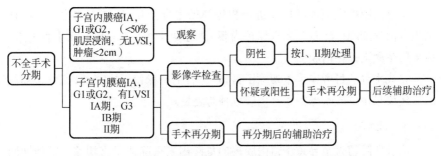

图3-5 不全手术分期子宫内膜样癌患者的诊疗流程

4. 保留生育功能治疗(图3-6)

对于有强烈保留生育功能要求的年轻患者,谨慎选择保留生育功能治疗。保留生育功能适应证应同时符合以下条件:① 患者年龄小于45岁,有强烈保留生育功能意愿;② 诊断性刮宫病理为分化良好子宫内膜样癌(G1),并经病理专家会诊证实;③ MRI(首选)或经超声检查显示肿瘤局限于内膜层,无肌层浸润证据;④ 影像学检查(MRI 或 CT)肿瘤局限于子宫,未见子宫外病灶及转移;⑤ 无药物治疗或妊娠禁忌证;⑥ 不合并其他生殖系统恶性肿瘤。

需充分告知患者保留生育功能治疗不是子宫内膜癌的标准治疗方式,充分知情同意后可实施保留生育功能治疗。建议专科多学科团队合作诊治。

4.1 治疗方案

以高效孕激素为主的药物治疗。推荐的药物有醋酸甲地孕酮、醋酸甲羟孕酮和左炔诺孕酮宫内缓释系统(LNG-IUS)。

4.2 疗效评估

保留生育功能治疗期间,每3~6个月进行1次超声检查,并通过诊断性刮宫或宫腔镜联合诊断性刮宫进行子宫内膜活检,以评估疗效。早期子宫内膜样癌治疗期间建议每6个月进行盆腔和上腹部影像学检查,评估有无子宫肌层浸润、子宫外转移或合并其他生殖系统肿瘤。

4.3　手术指征

对于治疗 12 个月仍未达到完全缓解和(或)治疗期间有证据显示疾病进展者,应考虑为治疗失败,建议切除子宫。

4.4　辅助生育和预防复发

子宫内膜癌完全缓解后应进行积极辅助生育治疗,尽早完成生育。在辅助生育治疗期间应注意孕激素保护内膜,预防复发。如患者暂时无生育要求,应采用孕激素保护内膜。

完成生育后可考虑手术切除子宫,若患者仍有保留子宫意愿,充分告知风险后建议采用孕激素保护子宫内膜以预防复发。

4.5　随访

应长期随访直至导致子宫内膜癌的危险因素去除或子宫切除。随访期间每 6 个月进行超声检查,同时做子宫内膜活检。期间如有异常子宫出血等症状应及时就诊。

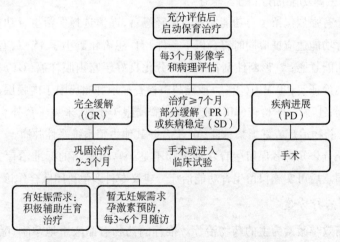

图 3－6　子宫内膜癌患者保留生育功能治疗流程

2. 子宫非内膜样癌(图 3－7)

2.1　适合初始手术者

2.1.1　手术范围

遵循手术分期原则(包括全子宫双输卵管、卵巢切除+盆腔淋巴结清扫±腹

76

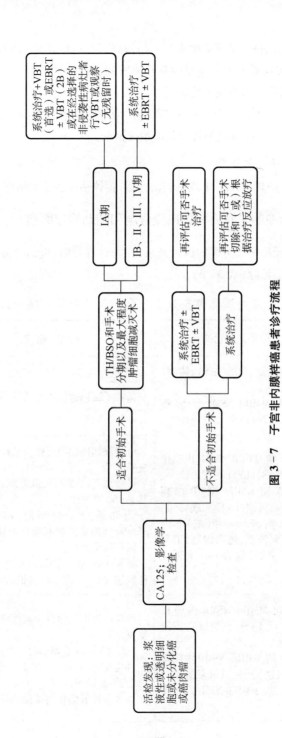

图 3 - 7 子宫非内膜样癌患者诊疗流程

主动脉旁淋巴结清扫+大网膜活检术)。对转移病例,行肿瘤细胞减灭术。

2.1.2　随访仅限于术前诊断性刮宫或宫腔镜检查显示为浆液性或透明细胞癌,但手术切除标本无残留的病例。

2.1.3　术后病理证实为ⅠA~Ⅳ期患者,应根据患者具体情况,实施包括系统治疗、EBRT及VBT在内的各种辅助治疗措施。

2.2　不适合初始手术者

可行系统治疗±EBRT±VBT或系统治疗后,再评估可否手术治疗。

五、整合分子分型的子宫内膜癌风险分层和辅助治疗原则

随着子宫内膜癌分子分型的深入开展,在条件许可时,应结合分子分型实施更为精准有效的治疗(表3-3)。

表3-3　子宫内膜癌整合分子分型的风险分层和辅助治疗

风险分组	分子分型已知	处 理 建 议
低危	Ⅰ~Ⅱ期,*POLE*mut内膜癌,无残留病灶 ⅠA MMRd/NSMP内膜样癌+低级别+LVSI无或局灶	低危子宫内膜癌不建议辅助治疗
中危	ⅠB期 MMRd/NSMP内膜样癌+低级别+LVSI无或局灶 ⅠA期 MMRd/NSMP内膜样癌+高级别+LVSI无或局灶 ⅠA期 *p53*abn和(或)非内膜样(浆液性,透明细胞,未分化,癌肉瘤,混合)不伴肌层浸润	可建议辅助阴道近距离放疗降低阴道复发率 可考虑省略辅助阴道近距离放疗,尤其是<60岁的患者 当知道分子分型时,*POLE*mut和 *p53*abn伴肌层浸润有特殊的建议(分别见低和高危建议) 对*p53*abn恶性肿瘤局限于息肉或不伴肌层浸润,通常不建议辅助治疗
高-中危	Ⅰ期 MMRd/NSMP内膜样癌+广泛LVSI,无论级别或浸润深度 ⅠB期 MMRd/NSMP内膜样癌高级别,无论LVSI状态 Ⅱ期 MMRd/NSMP内膜样癌	可建议辅助阴道近距离放疗降低阴道复发 广泛LVSI和Ⅱ期患者可考虑EBRT 可考虑辅助化疗,尤其是高级别和(或)广泛LVSI 也可选择省略任何辅助治疗

风险分组	分子分型已知	处 理 建 议
高危	Ⅲ～ⅣA 期，MMRd/NSMP 内膜样癌无残留病灶 Ⅰ～ⅣA 期，*p53abn* 内膜样癌伴肌层浸润，无残留病灶 Ⅰ～ⅣA 期 MMRd/NSMP 浆液性、透明细胞、未分化、癌肉瘤，伴肌层浸润，无残留病灶	建议 EBRT 加同步和辅助化疗或序贯化疗和放疗 单纯化疗也是一个替代选择 癌肉瘤应被当作高危上皮性癌治疗，而非肉瘤
晚期转移	Ⅲ～ⅣA 期伴残留病灶，任何分子分型 ⅣB 期，任何分子分型	对Ⅲ期和Ⅳ期子宫内膜癌（包括癌肉瘤），如果能够完全切除肉眼可见病灶，预计患者能耐受手术，并且手术能在一定程度上改善患者生活质量，可考虑肿瘤细胞减灭术包括切除增大的淋巴结 如果不能直接手术或不可接受，应行一线系统治疗 对于对系统治疗反应良好的病例，可考虑手术治疗 应当仅切除增大的淋巴结。不推荐系统淋巴结清扫

六、复发性（转移性）子宫内膜癌：鼓励加入临床试验

1. 局部复发，影像学检查无远处转移证据者

1.1　无放射治疗或仅接受过阴道近距离放疗者

可行盆腔 EBRT+VBT，或手术治疗。

1.2　有放射治疗史

可考虑手术治疗和（或）系统治疗±姑息性放疗。

2. 播散性复发者

建议系统治疗。

七、复杂患者的多学科联合诊疗（MDT）

手术室、病理科、护理部、放射科、超声科、心内科、麻醉科、产科、泌尿外科、

普外科、内分泌科、乳腺科、辅助生殖科等多学科对疑难子宫内膜癌保留生育功能治疗患者、难治性内膜癌、内膜癌治疗后复发性及转移性患者等进行综合评估、多维判断,制订个体化的治疗方案,保证患者最大获益。

八、为患者提供术前、术后健康教育

为患者提供子宫内膜癌术前、术后、出院时的健康教育。对子宫内膜癌患者进行心理指导,增强患者的治癌信心,可提高患者的生存质量。

交予患者"出院小结"的副本中,需明确告知以下五要素:① 子宫内膜癌患者出院时病情风险情况及因素;② 进行生活方式指导,注重性健康教育,预防并发症及复发;③ 告知子宫内膜癌术后复发早期症状的识别;④ 告知子宫内膜癌患者治疗的长期影响;⑤ 告知子宫内膜癌患者治疗后需终身随访,相关随访时限要求和主要随访、检查项目所要求的信息。

1. 随访间隔

术后或辅助治疗结束后 2 年:每 3~6 个月随访 1 次,3~5 年后每 6 个月随访 1 次,5 年后每年随访 1 次。根据情况调整随访频率与随访项目。低危患者前 3 年可每 6 个月随访 1 次,3 年以后每年随访 1 次;高危患者前 3 年建议 3~4 个月随访 1 次,3 年以后每 6 个月随访 1 次。

2. 随访内容

症状,妇科检查和体格检查,参照术前肿瘤标志物异常情况选择术后监测这类肿瘤标志物,影像学检查(包括超声检查,必要时胸部+腹部+盆腔 CT 或磁共振、PET/CT)等,术后 3 个月即可开始盆腹腔超声检查,根据症状和临床需要进行 CT 或磁共振检查。Ⅲ或Ⅳ期患者治疗后 3 年中每 6 个月建议 1 次胸部或腹部或盆腔 CT 检查,之后 2 年,每 6~12 个月进行 1 次。对无症状患者,不再建议阴道细胞学检查。

九、其他质控内容

1. 不良事件记录及报告

如出现术中出血>1 000 mL、脏器损伤(输尿管、膀胱、肠管、神经损伤等)、严重感染、非计划二次手术等,及时填报不良事件报告单,汇报科主任及医院质量安全部门。

2. 术后切口愈合情况

出院切口达甲级愈合,非甲级愈合需说明原因。

3. 病例资料填报

认真填写病案首页及随访相关数据,以便相关信息的编码提取。

4. 患者住院天数与住院费用

依据当地医疗机构平均水平进行评价。平均住院日与均次住院费用可以侧面反映医疗质量的高低与工作效率。其中,费用监测包括住院总费用(元)、药费(元)、手术治疗费用(元)、手术用一次性医用材料费用(元)。

5. 患者对服务满意程度评价结果

通过对患方满意度的调查,了解患者诉求,有利于提高服务水平,调整服务方式,让患者得到更满意的服务。

子宫内膜癌手术治疗:医疗机构质控核心目标

长三角地区的子宫内膜癌手术治疗:医疗机构质控核心目标,详见表3-4。

表3-4 医疗机构质控核心目标

序号	指标名称	指标类型	具 体 内 容	要 求
指标1	医师资质	过程指标	医院需实行手术分级考核制度,主刀医师需经专业培训、考核,有四级妇科肿瘤手术资质 **分子:**有资质医师主刀的子宫内膜癌分期手术患者数 **分母:**接受子宫内膜癌分期手术的患者总数	100%为达标,否则为不达标

序号	指标名称	指标类型	具 体 内 容	要　求
指标2	疑难患者治疗方案的制订者	过程指标	MDT 团队制订； 根据患者不同需求创建 MDT 团队，组成人员应≥3 个相关专业专家，MDT 团队可包括妇科肿瘤学、影像学、放射肿瘤学（有放疗设备）、医学或临床肿瘤学、病理学、生殖医学、产科学专家等 针对以下病例进行 MDT： 1. 子宫内膜癌保育治疗患者 2. 复发性或转移性子宫内膜癌患者 3. 晚期子宫内膜癌患者有并发症 **分子**：由 MDT 团队进行治疗干预的子宫内膜癌患者数 **分母**：所有需要由 MDT 治疗干预的子宫内膜癌患者数	100% 为 100 分，91%~99% 为 90 分，81%~90% 为 80 分，每降低 10% 扣10 分，以此类推
指标3	术前评估完整率	过程指标	必须术前评估项目： 1. 体格检查和盆腔检查 2. 血生化指标，糖、脂代谢指标 3. 盆、腹、胸腔影像学检查 4. 肿瘤标志物检查 5. 子宫内膜吸取活检或诊断性刮宫，或宫腔镜下诊断性刮宫病理活检 6. 患者一般情况评分 7. 若有血栓高危因素者，建议计算机体层成像血管造影（CTA）检测 **分子**：术前完成以上评估的子宫内膜癌患者数 **分母**：所有接受手术治疗的子宫内膜癌患者数	缺 0 项为 100 分，缺 1 项为 80 分，缺2 项为 60 分，缺3 项及以上为0 分
指标4	手术记录规范率	过程指标	手术记录结构化，必须描述： 1. 手术途径 2. 术中探查情况 3. 腹腔冲洗液是否留取 4. 手术范围描述 5. 是否保留卵巢 6. 是否行前哨淋巴结活检，若为 SLN，必须描述 SLN 部位	100% 为达标，否则为不达标

序号	指标名称	指标类型	具 体 内 容	要 求
指标4	手术记录规范率	过程指标	7. 淋巴结是否分区取出（分为髂总、盆腔、腹主动脉旁） 8. 是否遵循无瘤原则 9. 术中剖视宫腔 10. 手术基本数据（手术时间、术中出血等） 11. 术中并发症情况（类型、程度及处理） **分子**：手术记录包含以上所有必须要素的子宫内膜癌手术患者数 **分母**：所有接受手术的子宫内膜癌患者总数	
指标5	抗菌药物使用规范率	过程指标	预防性抗菌药物选择与使用的规范率： 1. 术前预防性抗菌药物的种类为第一、二代头孢菌素（可加用甲硝唑），或头霉素类 2. 手术预防性使用抗菌药物应在皮肤、黏膜切开前 0.5~1 h 内或麻醉开始时给药 3. 手术超过 3 h，或失血量≥1 500 mL，术中加用 1 次抗菌药物 4. 术后 24 h 内停止使用抗菌药物，合并感染高危因素者可延长至术后 48 h **分子**：预防性应用抗菌药物与使用规范的子宫内膜癌手术患者数 **分母**：所有使用抗菌药物的子宫内膜癌手术患者数	100%符合为达标，否则为不达标
指标6	病理报告规范率	过程指标	详细的病理单必须包括以下内容： 1. 标本的大体描述（完整、剖开、碎块及其他） 2. 在子宫切除标本中肉眼可见的肿瘤部位 3. 肿瘤大小、浸润深度或肌层厚度 4. 肿瘤组织学及病理分级	100%为 100 分，95%~99%为 80 分，90%~94%为 60 分，<90%为 0 分

83

序号	指标名称	指标类型	具 体 内 容	要 求
指标6	病理报告规范率	过程指标	5. 淋巴脉管间隙是否受累,并进行量化评估 6. 宫颈间质有无受累,如有,请注明间质受累深度 7. 其他组织或器官是否受累,如输卵管、卵巢、阴道、宫旁、腹膜、大网膜等 8. 腹水或腹腔冲洗液细胞学检查结果 9. 淋巴结状态,包括前哨淋巴结状态(前哨淋巴结要求病理超分期)、切除淋巴结总数、阳性淋巴结数目和位置,存在囊外扩散的淋巴结:微转移(>0.2~2 mm)报告为 pN1(mi),局部淋巴结中肿瘤径线 ≤ 0.2 mm 应报告为 pN0(i+),每个区域阳性的淋巴结数目应单独报告 10. 对肿瘤组织进行必要的分子指标评估,包括雌孕激素受体、MMR、*p53* 等 **分子**:病理报告包含以上必须要素的子宫内膜癌手术患者数 **分母**:所有接受手术的子宫内膜癌患者数	
指标7	保留生育功能的医患沟通率	过程指标	有保留生育功能患者,基于医师充分评估和筛选,有无与患者充分沟通讨论保留生育功能的治疗方案 **分子**:可能保留生育功能的子宫内膜癌患者进行书面沟通的患者数 **分母**:可能保留生育功能的子宫内膜癌患者数	100%为 100 分,95%~99%为 80 分,90%~94%为 60 分,<90%为 0 分
指标8	辅助放化疗率	结果指标	有高危因素需辅助治疗,提供辅助治疗方案的比例 **分子**:有辅助治疗指征子宫内膜癌患者进行辅助治疗的患者数 **分母**:有辅助治疗指征的子宫内膜癌患者数	100%为 100 分,95%~99%为 80 分,90%~94%为 60 分,<90%为 0 分

序号	指标名称	指标类型	具　体　内　容	要　求
指标9	术后随访的宣教率	结果指标	术后随访时间间隔及随访内容的告知，告知健康宣教内容的患者比例 **分子**：术后进行书面宣教的子宫内膜癌患者数 **分母**：所有的子宫内膜癌手术患者数	100%为100分，95%~99%为80分，90%~94%为60分，<90%为0分
指标10	术后30 d内随访率及并发症发生率	结果指标	术后30 d内按要求结构化随访，并能获取术后30 d内并发症的发生率 **分子**：术后30 d内接受随访的患者数 **分母**：所有接受手术的子宫内膜癌患者数	100%完成为达标，否则为不达标
指标11	术后长期随访率	结果指标	术后5年按规范随访的患者数/总的手术患者数，为随访率 **分子**：术后5年内按规范随访的子宫内膜癌患者数 **分母**：术后5年内的子宫内膜癌患者数	≥60%为100分，≥30%为60分，<30%为0分
指标12	术后复发率	结果指标	Ⅰ期患者初次手术后2年内复发率 **分子**：Ⅰ期患者术后无论是否接受辅助治疗，随访中2年内复发的患者数 **分母**：Ⅰ期患者术后无论是否接受辅助治疗，至少随访2年的患者数	<10%为100分，10%~15%为90分，以此类推

　　注：本质量指标体系综合医疗机构所有子宫内膜癌手术患者的诊疗过程和结果，每个质控指标均进行独立评价，体现环节质量控制点的质量水平。

参考文献

Abu-Rustum N，Yashar C，Arend R，et al. Uterine Neoplasms，Versionl. 2023，NCCN Clinical Practice Guidelines in Oncology［J］. J Natl Compr Canc Netw，2023，21（2）：181－209.

子宫内膜癌质控病例个案检查表单

长三角地区的子宫内膜癌质控病例个案检查表单,详见表3-5。

表3-5 质控病例个案检查表单

被检查医院:＿＿＿＿＿＿＿＿　　　　　住院号:＿＿＿＿＿＿

得分(满分100分):＿＿＿＿＿　　　　　检查者:＿＿＿＿＿＿

项目	分值	检查内容	指标类型	评分标准	扣分	得分
术前质控(40分)	5	一般情况评估	过程指标	既往内外科并发症、既往手术史、用药史、心肺功能评估、血糖血压围手术期管理、糖脂代谢评估、体能评估(PS评分和KPS评分),缺1项扣1分,扣完为止		
	5	体格检查	过程指标	完整的全身体格检查及妇科检查,按系统分,缺1项扣0.5分,扣完为止		
	1	血清肿瘤标志物评估	过程指标	如血CA125、HE4等,缺者每项扣0.5分,扣完为止		
	5	病理检查	过程指标	术前病理诊断,或三甲以上医院病理会诊报告,缺项者扣5分		
	5	影像学评估	过程指标	胸部CT、上腹部CT、盆腔增强MRI、PET/CT(可代替前述检查)、盆腔超声,缺1项扣1分,扣完为止		
	5	深静脉血栓(DVT)风险评估	过程指标	未评估扣5分,未给予相应干预措施扣3分		
	4	术前小结及术前讨论	过程指标	无手术禁忌证,手术方案合理,缺1项扣4分,扣完为止		
	5	手术适应证	过程指标	手术指征不明确,扣5分		
	5	替代治疗方案告知	过程指标	替代方案告知不合理,扣5分		

项目	分值	检查内容	指标类型	评 分 标 准	扣分	得分
术中质控（25分）	4	医师资质	过程指标	主刀医师无四级手术资质者，扣4分		
	10	手术规范	过程指标	器官组织切除范围规范（子宫附件、宫旁组织、阴道壁、淋巴组织等），手术记录必须包括以下内容： 1. 手术途径 2. 术中探查情况 3. 腹腔冲洗液是否留取 4. 手术范围描述 5. 是否保留卵巢 6. 是否前哨淋巴结活检，若为SLN，必须描述 SLN 部位 7. 淋巴结是否分区取出（分为髂总、盆腔、腹主动脉旁） 8. 是否遵循无瘤原则 9. 术中剖视宫腔 10. 手术基本数据（手术时间、术中出血等） 11. 术中并发症情况（类型、程度及处理） 不符合者，每项扣3分，扣完为止		
	5	预防性抗菌药物选择及使用规范	过程指标	术前预防性抗菌药物的种类，如第一、二代头孢菌素（可加用甲硝唑）或头霉素类。部分不符合，扣1分；完全不符合，扣2分		
			过程指标	应在皮肤、黏膜切开前 0.5~1 h 内或麻醉开始时给药，不符合，扣1分		
			过程指标	手术超过 3 h，或失血量≥1 500 mL，术中加用 1 次抗菌药物，不符合，扣1分		
			过程指标	术后 24 h 停止使用抗生素，合并感染高危因素可延长至术后 48 h，不符合，扣1分。		

项目	分值	检查内容	指标类型	评分标准	扣分	得分
术中质控（25分）	3	术中更改手术方案的医患沟通	过程指标	未在术中及时征得患方书面知情同意,扣3分		
	3	术中不良事件	过程指标	非病灶因素而致大血管、盆腹腔脏器损伤者,扣3分		
术后质控（25分）	5	病理描述	过程指标	病理资料完善,病理单回报有记录和小结,符合最低要求的病理报告（至少包括以下所有项目） 1. 标本的大体描述（完整、剖开、碎块及其他） 2. 在子宫切除标本中有肉眼可见的肿瘤组织 3. 肿瘤大小、浸润深度或肌层厚度 4. 肿瘤组织学及病理分级 5. 淋巴脉管间隙是否受累,建议进行量化 6. 宫颈间质有无受累,如有请注明间质受累深度 7. 其他组织或器官是否受累,如输卵管、卵巢、阴道、宫旁、腹膜、大网膜等 8. 腹水或腹腔冲洗液细胞学检查结果 9. 淋巴结状态,包括前哨淋巴结状态（对前哨淋巴结应有病理超分期）、切除淋巴结总数、阳性淋巴结数目和位置,存在囊外扩散的淋巴结:微转移（>0.2~2 mm）报告为pN1(mi),局部淋巴结中肿瘤径线≤0.2 mm应报告为pN0(i+),每个区域阳性的淋巴结数目应单独报告 10. 对Ⅲ或Ⅳ期病例进行ER检测 缺1项,扣2分		
	5	术后30 d内并发症汇报	结果指标	术后30 d内并发症未报或漏汇报者,扣5分		

项目	分值	检查内容	指标类型	评 分 标 准	扣分	得分
术后质控（25分）	5	术后诊断规范	结果指标	依据手术石蜡病理,修订术后最终FIGO或TNM分期,体现于病程记录中,未修订,扣5分		
	5	术后治疗方案合理	结果指标	制订后续方案不规范,扣5分		
	4	术后随访	结果指标	未告知随访内容、随访时间,扣2分,无术后随访资料,扣2分		
	1	术后健康宣教	结果指标	未进行健康宣教,扣1分		
其他质控（10分）	3	疑难患者MDT干预	过程指标	对疑难患者未给予相应MDT干预,或因患者拒绝MDT未告知后果的,扣2分 需MDT的子宫内膜癌患者包括: 1. 子宫内膜癌保留生育功能治疗患者 2. 复发性或转移性子宫内膜癌患者 3. 晚期子宫内膜癌患者有并发症		
	3	保留生育功能的医患沟通	过程指标	对符合保留生育功能的患者,未进行书面沟通,扣2分		
	2	辅助放化疗	结果指标	对术后有辅助治疗指征的患者,未告知辅助治疗方案者,扣2分		
	1	患者住院天数	结果指标	住院天数>20 d,扣1分		
	1	住院费用(元)	结果指标	超过当地同类手术患者平均住院费用15%,不能合理说明理由的,扣1分		

　　注:本表单用于子宫内膜癌手术病例的个案检查,一个具体病例诊疗完成后,依据本表单进行全面评价,体现各质控环节是否规范。

子宫内膜癌质控自查表单

长三角地区的子宫内膜癌质控自查表单,详见表 3-6。

表 3-6　质控自查表单

住院号:＿＿＿＿＿　患者姓名:＿＿＿＿＿　检查日期:＿＿＿＿＿　检查者:＿＿＿＿＿

项目	检 查 内 容	是	否(相关理由)
EC-1	术前患者一般情况评估		
EC-2	术前体格检查(妇科检查)		
EC-3	术前血清肿瘤标志物检查		
EC-4	术前进行影像学评估		
EC-5	手术指征明确		
EC-6	手术方案合理规范		
EC-7	告知治疗替代方案		
EC-8	术中进行手术安全核查		
EC-9	术中手术范围合理		
EC-10	术中进行无瘤操作并记录		
EC-11	术中更改手术方案及时征得患方同意		
EC-12	预防性应用抗菌药物,手术超过 3 h 有加用抗菌药物		
EC-13	手术记录有详细的术前和术毕的肿瘤病灶分布、大小描述		
EC-14	术后确认病理回报并记录		
EC-15	依据术后病理,修正诊断 FIGO 或 TNM 分期		

项目	检　查　内　容	是	否（相关理由）
EC‑16	依据术后病理,制订后续规范化辅助治疗随访方案		
EC‑17	进行 DVT 风险评估,实施相关预防措施		
EC‑18	未发生不良医疗事件		
	如发生不良医疗事件,有记录并上报		
EC‑19	出院记录中有后续治疗方案、随访内容及随访时间		

注：本表单用于住院诊疗病历自查或互查,于患者出院后病历定稿前完成。

4 子宫内膜异位症

··

子宫内膜异位症质控标准

一、分型、分期、生育指数的应用

1. 分型

子宫内膜异位症根据受累部位分为：腹膜型（SUP）、卵巢型（OMA）、深部型（DE）、其他特殊类型。

（注：诊断子宫内膜异位症时应完整描述其类型，备注受累器官。）

2. 分期（表4-1,图4-1、图4-2）

对所有子宫内膜异位症的手术患者，采用 ASRM 修正分期（1997 年）。该分期是基于三部分（子宫内膜异位症病灶情况、直肠子宫陷凹封闭情况，以及粘连情况）的分值总和，按高低依次划分为：

Ⅰ期（微型）：1~5 分

Ⅱ期（轻型）：6~15 分

Ⅲ期（中型）：16~40 分

Ⅳ期（重型）：>40 分

表4-1 子宫内膜异位症手术患者 ASRM 修正分期的分值情况

子宫内膜异位症病灶*		<1 cm	1~3 cm	>3 cm
腹膜	浅	1	2	4
	深	2	4	6
卵巢	右侧：浅	1	2	4
	深	4	16	20
	左侧：浅	1	2	4
	深	4	16	20

直肠子宫陷凹封闭	部分		完全	
	4		40	
粘连范围	<1/3 包裹	1/3~2/3 包裹	>2/3 包裹	
卵巢	右侧：膜状	1	2	4
	致密	4	8	16
	左侧：膜状	1	2	4
	致密	4	8	16
输卵管**	右侧：膜状	1	2	4
	致密	4	8	16
	左侧：膜状	1	2	4
	致密	4	8	16

* 其他部位子宫内膜异位症。

** 如果输卵管伞端完全封闭，该项得分计 16 分。

（注：建议采用绘图描述病变大致部位、记录总分、作出 ASRM 分期、并补充绘图之外的病灶部位与受累情况。）

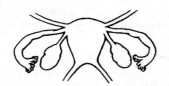

图 4‑1　正常子宫附件示意图

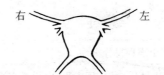

图 4‑2　子宫内膜异位症术中所见示意图

3. 生育指数

对于有生育意愿的年轻患者，术中应采用子宫内膜异位症生育指数（EFI）评分记录其得分，初步评价其生育能力（表 4‑2、表 4‑3）。

表 4-2　最低功能评分(LF)

分值	意义		左	右
4=	正常	输卵管		
3=	轻度功能障碍	伞部		
2=	中度功能障碍	卵巢		
1=	重度功能障碍			
0=	无或无功能			

注:一侧输卵管得分,取其最低功能计算;如一侧卵巢缺失,则计算另一侧得分×2　　最低功能得分　　　　　　　　(LF 分值)

表 4-3　子宫内膜异位症生育指数(EFI)

病史因素			手术因素		
因素	描述	得分	因素	描述	得分
年龄			LF 分值		
	≤35 岁	2		7~8(高分)	3
	36~39 岁	1		4~6(中分)	2
	≥40 岁	0		1~3(低分)	0
不孕年限			ASRM 子宫内膜异位症病灶分值		
	≤3 年	2		<16 分	1
	>3 年	0		≥16 分	0
前次妊娠			ASRM 总分值		
	有孕史	1		<71 分	1
	无孕史	0		≥71 分	0
病史因素得分小计			手术因素得分小计		
EFI=病史因素得分+手术因素得分=					

二、术前质控

1. 术前评估

　　子宫内膜异位症的治疗方案有多种选择,不同的患者开展不同的适宜手术,才能达到满意的疗效。完善的术前评估,以"平安手术"为出发点,目的在于避免过度治疗或治疗不当,加速术后快速康复。术前评估包括患者年龄、生育意愿、卵巢功能、手术意愿、既往药物治疗或手术治疗经过、主诉不适、妇科检查、影像学检查、肿瘤标志物检查,以及其他症状对应的相关科室评估等的综合判断。

1.1 症状

详细询问病史,重点记录疼痛性质、种类、持续时间、有无周期性、并将疼痛归类为(痛经、性交痛、排便痛等)。

建议采用视觉模拟评分(VAS)描述患者的疼痛程度,以达到需要口服止痛药的程度定义为5分,以此为界可以进行初步判断(图4-3)。

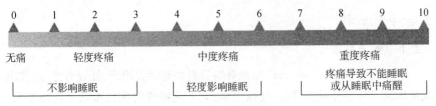

图 4-3 视觉模拟评分

1.2 三合诊或肛诊的应用

子宫内膜异位症病灶常累及后盆腔,为不遗漏病变,建议对已婚者采用三合诊检查;未婚者采用肛诊检查,并详细记录检查所扪及的结节(包块)性状、质地、活动度、有无触痛等。

1.3 影像学检查

首选腔内(经阴道或肛门)彩色多普勒超声检查;临床疑似DE子宫内膜异位症时,推荐盆腔磁共振增强检查;疑似DE病灶>3 cm,或临床不能排除无症状性泌尿系统梗阻或积水时,推荐泌尿系统CT检查(CTU);疑似DE病灶累及肠道,或有排便不适症状时,推荐肠镜检查;疑似DE病灶累及膀胱,或有排尿不适症状时,推荐膀胱镜等检查,必要时辅助同位素、肾小球滤过率(GFR)检查。

1.4 肿瘤标志物及卵巢功能检查

临床检查发现盆腔包块,需要鉴别良恶性时,推荐辅助肿瘤标志物全套检查,包括CA125、CA199、CEA、AFP、HE4等;对于拟行保守手术的女性,建议抽血查抗米勒管激素(AMH)等生殖内分泌指标,评估卵巢储备功能。

1.5 不孕的评估

子宫内膜异位症患者约半数合并不孕,应参照"不孕症"质控指标进行病史采集、完善辅助检查、记录排卵监测情况、输卵管通畅程度、宫腔内膜情况、以及男方精液检查报告等。

1.6 多学科诊疗模式(MDT)

妇科、影像科、泌尿外科、普外科、生殖科等多科室对疑难复杂子宫内膜异位症患者(包括但不限于复发型子宫内膜异位症、多次盆腔手术史、病灶累及多脏器、合并生殖助孕需求等),或者有多重并发症患者等进行综合评估、多维判断,制订个体化的治疗方案,保证患者最大获益;对于主观疼痛与客观体征不符合者应推荐精神心理科评估(包括抑郁或焦虑状态评估等)。

2. 手术指征

2.1 初治患者

2.1.1 囊肿直径≥4 cm:短期观察后囊肿有增大趋势、怀疑有恶变,或出现泌尿道或肠道梗阻等情况,建议手术;无上述特殊情况且排除了药物禁忌,则可考虑短期药物治疗,若无效则建议手术。

2.1.2 囊肿直径<4 cm:药物治疗无效,症状持续存在,如严重腹痛(VAS≥6分)、性交痛或慢性腹痛,合并不孕,怀疑有恶变等,建议手术探查。

2.2 复发患者

对于复发患者,建议行病理切片会诊,并将之前的就诊记录、手术记录、影像学检查等再次确认,考虑进一步诊治方案。对于确诊为子宫内膜异位症复发者,再次手术继发器官损伤的风险增大,应严格把握再次手术的指征;有生育要求者,需经生殖中心评估卵巢储备功能,慎重选择再次手术。必要时应联合外科共同手术,减少继发损伤。手术指征:药物保守治疗无效、出现压迫或梗阻性症状、疑似恶变等。

2.3 病情复杂患者

对于复杂的子宫内膜异位症患者,如各类并发症、病变累及多个重要脏器、反复发作、疑似恶变等,或当地救治能力欠佳时,建议转诊到有相关诊治经验的三级甲等医院,行进一步治疗。

3. 手术方案

手术可分为保守性切除手术、根治性切除手术两大类。强调彻底去除病灶,同时兼顾保留器官重要功能。对于合并不孕者,首选宫腔镜检查联合腹腔镜检查,结合输卵管通畅情况决定具体手术方式。

3.1 保守性切除手术

指卵巢囊肿剥除、盆腔浅表病灶削除、受累器官浅层病灶削除术(包括累及肠管的肠道病灶削除或碟形切除术等)。适合腹膜型病灶、病灶相对局限、可以尽量切净的患者;或者年轻、要求保留卵巢等受累器官的患者。

3.2 根治性切除手术

指受累脏器切除,如累及卵巢者,行患侧附件切除;累及肠道者,行受累肠段切除;累及输尿管者,行受累输尿管节段切除等。适合症状严重、病灶广泛、或多次复发、保守治疗无效的患者。

4. 家属谈话

术前需充分与患者及家属沟通,详细告知患者相应治疗方案及各治疗方案的利弊,如是否首选手术、是否能够保守手术、选择微创还是开腹手术方式、复发率情况等。

5. 术前静脉血栓栓塞(VTE)风险评估

根据患者年龄、既往病史、拟行手术方式等进行深静脉血栓栓塞风险因素评分。

6. 加速康复外科(ERAS)准备

术前禁食至少6 h,术前2 h可服用清流素等功能饮料。

三、术中质控

1. 麻醉

首选全身麻醉,如开腹手术则可联合硬膜外麻醉或腰麻,必要时中心静脉置管。

2. 手术安全核查

术前手术医师、麻醉医师、手术护士三方对患者进行核查。

3. 并发症上报

如出现术中出血、神经损伤、输尿管、膀胱、肠管等器官损伤等,及时填报医疗安全事件上报表,汇报科主任及医务科等。

4. 预防性抗菌药物的选择与使用时机

一般情况下,OMA 子宫内膜异位症手术属于 I 类切口手术,可不使用预防性抗菌药物;但累及肠黏膜、涉及阴道等开放性脏器的 DE 子宫内膜异位症手术属于 II 类切口手术,术后感染的发生率高,增加住院时间和住院费用。围手术期预防性抗菌药物的使用可显著降低术后感染率。

术前预防性应用抗菌药物的种类为第一、二代头孢菌素,可联合使用甲硝唑。手术预防性使用抗菌药物时间控制在术前 0.5~2 h 开始,抗菌药物的有效覆盖时间应包括手术过程和术后 4 h,若手术时间≥3 h,或失血量≥1 500 mL,应加用 1 次抗菌药物。术后 24 h 内停止使用抗菌药物,合并高危感染因素者可延长至术后 48 h。

5. VTE 预防

根据 VTE 评分,评分≥3 分,术中可行双下肢充气压力泵。

6. 术中补液

控制术中补液出入量,注意术中补液晶胶体比例,维持患者术中出入量平衡,避免肺水肿等。

7. 术中体温

调节室温,进行患者术中体温护理,避免过低。

8. 更改手术方案

术中如发生任何手术方式的改变,需及时和患者家属进行沟通。如术中请泌尿外科、普外科等会诊协助诊治,进行相关手术治疗,需及时告知患者家属。

9. 正确书写手术记录

完整描述手术过程,记录手术切除病变组织的大体情况,包括肉眼见病灶部位、大小、范围等,出血情况,病灶残留情况等,同时经验性完成分型、分期、有生育意愿者行生育指数评分。确诊待术后病理诊断。

四、术后质控

1. 营养支持

根据患者术中情况、肠道恢复情况,给予相应的支持治疗。

2. 术后镇痛

术后给予镇痛泵、止痛药等镇痛处理,促进快速康复。

3. VTE 预防

术后动态监测 VTE 评分,并针对性给予措施。

4. 心理干预

和患者及家属沟通,进行心理干预和健康教育,可建立子宫内膜异位症相关微信群,增强患者依从性与康复信心。

5. 出院标准

患者生命体征平稳,肛门已排气,已拔除腹腔引流管(腹腔引流<150 mL 或 100 mL 时),无不适主诉。

6. 平均住院天数及费用

控制患者平均住院天数及相关费用,一般 OMA 手术平均住院 3 d,涉及肠道手术的 DE 手术平均住院 6 d。其中,费用监测包括住院总费用(元)、药费(元)、手术治疗费用(元)、手术用一次性医用材料费用(元)。

7. 满意度

填写患者住院满意度调查表。

8. 随访

强调子宫内膜异位症的长期管理,建议保守手术后每半年随访 1 次,至自然绝经年龄。

9. 保守手术后辅助治疗

9.1 无生育要求者

药物治疗。

9.2 术后短期内有生育要求者

9.2.1 经术中评估为 ASRM 分期 Ⅰ~Ⅱ期、无明显病灶残留者,无需辅助

99

治疗。其中 EFI>5 分者,监测排卵,直接试孕 6 个月;EFI≤5 分或试孕 6 个月失败者,由生殖中心评估后及时予以辅助生殖治疗。完成生育后或放弃生育意愿者,仍需回妇科,接受后续药物管理。

9.2.2 经术中评估为 ASRM 分期Ⅲ~Ⅳ期者,需接受长期药物管理。

10. 术后生活质量评估

术后定期随访患者,填写生活质量量表,病变累及肠道者,填写肠道功能评估量表。

五、药物治疗

子宫内膜异位症的长期管理以药物治疗为主,用药前排除药物禁忌证。各种药物均有其适应证,尚无一种药物可以替代其他所有药物。选择药物时,鼓励患者参加规范的药物临床试验,以获取更多科学数据,指导子宫内膜异位症治疗。

1. 非甾体抗炎药

适于 VAS≥5 分、但卵巢囊肿<4 cm 的患者或对手术顾虑者。

2. 口服避孕药(OCs)

适于年轻、卵巢囊肿<4 cm 患者或复发患者、对手术顾虑者。或适于保守术后、年龄<40 岁、暂无生育意愿的患者。

3. 高效孕激素

适于年轻、卵巢囊肿<4 cm 患者或复发患者、对手术顾虑者;或适于保守术后、暂无生育意愿的患者,尤其适于术前疼痛为主诉者;患者血红蛋白(Hb)>90 g/L 且子宫体积<10 孕周大小为宜。

4. 左炔诺孕酮节育器

适于已完成生育或近 5 年无生育意愿的年满 16 岁、有性生活史的年轻患者,VAS≥5 分、合并月经量多者,卵巢囊肿<4 cm 患者,复发患者,对手术顾虑者或保守手术后患者。

5. 促性腺激素释放激素激动剂(GnRH-a)

适于短期控制症状、缩小子宫或病灶体积、等待 3~6 个月手术者。或适于保守术后、年龄>17 岁的患者、术后快速抑制卵巢功能,为辅助生殖创造时机或长期管理。应用时建议尽早补充雌激素±孕激素反加治疗,并定期监测雌激素水平,维持在治疗窗(30~50 pg/mL 或 110~184 pmol/L)。

六、信息大数据

认真填写病案首页及随访相关数据,以便相关信息的编码提取。

七、患者对服务满意程度评价结果

填写患者住院满意度调查表。

八、不良事件报告

如出现术中出血>1 000 mL、器官损伤(神经、输尿管、膀胱、肠管等损伤)、严重感染等,及时填报不良事件报告单,汇报科主任及医院质量安全部门。

九、术后随访

子宫内膜异位症治疗后需长期随访,在病程记录、出院小结中,需明确相关随访时限要求和主要随访检查项目等信息(图 4-4)。

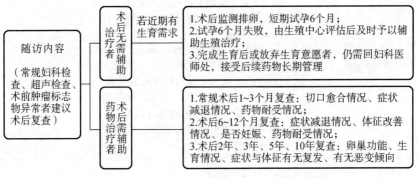

图 4-4 子宫内膜异位症术后患者随访间隔及内容

参考文献

中国医师协会妇产科医师分会,中华医学会妇产科学分会子宫内膜异位症协作组. 子宫内膜异位症诊治指南(第三版)[J]. 中华妇产科杂志 2021,56(12):812-824.

子宫内膜异位症手术治疗：医疗机构质控核心目标

长三角地区的子宫内膜异位症手术治疗：医疗机构质控核心目标,详见表4-4。

表4-4 医疗机构质控核心目标

序号	指标名称	指标类型	具 体 内 容	要 求
指标1	医师资质	过程指标	经国家卫生健康委员会认证的妇科医生执行或监督; 其中深部型子宫内膜异位症应由具备腔镜四级手术资质的医师执行或监督 **分子**: 有资质手术医师行子宫内膜异位症手术 **分母**: 诊断为子宫内膜异位症行手术治疗的患者数	100%为达标,否则为不达标
指标2	治疗方案的制定者	过程指标	考虑复杂子宫内膜异位症时,建议申请MDT讨论,MDT团队至少包括3名专家 1. 多次复发的子宫内膜异位症 2. 多脏器受累、特殊或罕见部位的子宫内膜异位症 3. 疑似相关恶变子宫内膜异位症 4. 有生育需求,既往多次自然或人工辅助生殖失败的子宫内膜异位症患者 **分子**: 诊断为子宫内膜异位症拟行手术治疗接受MDT讨论的患者数量 **分母**: 诊断为子宫内膜异位症行手术治疗的患者数量	10%
指标3	术前检查项目	过程指标	1. 影像学评估 2. 可选择: 肿瘤标志物、卵巢功能评估 3. 对于特殊部位子宫内膜异位症,需进一步完善肠镜、CTU、静脉肾盂造影(IVP)、同位素肾图等检查	100%为达标,否则为不达标

序号	指标名称	指标类型	具 体 内 容	要 求
指标3	术前检查项目	过程指标	**分子**：诊断为子宫内膜异位症拟行手术治疗完善术前检查的患者数量 **分母**：诊断为子宫内膜异位症行手术治疗的患者数量	
指标4	手术记录	过程指标	手术记录至少包括手术方式、病灶情况（部位、大小、数目、浸润程度等）、是否残留、ASRM 分期及评分、EFI 评分（有生育意愿者）	100%为达标，否则为不达标
指标5	抗菌药物使用规范率	过程指标	预防性抗菌药物选择与使用的规范率： 1. 一般情况下，OMA 子宫内膜异位症手术属于Ⅰ类切口手术，可不使用预防性抗菌药物 2. 若病灶累及肠黏膜、涉及阴道等开放性脏器的 DE 子宫内膜异位症手术属于Ⅱ类切口手术，围手术期应预防性使用抗菌药物：第一、二代头孢菌素，可联合使用甲硝唑 3. 手术预防性使用抗菌药物应在皮肤、黏膜切开前 0.5~2 h 内或麻醉开始时给药，抗菌药物的有效覆盖时间应包括手术过程和术后 4 h 4. 手术超过 3 h，或失血量≥1 500 mL，术中加用 1 次抗菌药物 5. 术后 24 h 内停止使用抗菌药物，合并感染高危因素者可延长至术后 48 h **分子**：预防性抗菌药物选择与使用规范的子宫内膜异位症手术患者数 **分母**：所有使用抗菌药的子宫内膜异位症手术患者数	100%为达标，否则为不达标
指标6	主要并发症的发生率	结果指标	术后 30 d 内主要并发症发生率：器官损伤、非计划二次手术 **分子**：接受子宫内膜异位症行手术治疗后发生主要并发症的患者数量 **分母**：诊断为子宫内膜异位症行手术治疗的患者数量	<1%

序号	指标名称	指标类型	具 体 内 容	要　求
指标7	术后复发率	结果指标	子宫内膜异位症相关症状再次出现（疼痛 VAS>5 分），或查体及影像学考虑病灶复发（≥3 cm） **分子**：接受子宫内膜异位症行手术治疗后 2 年内复发的患者数量 **分母**：诊断为子宫内膜异位症行手术治疗的患者数量	半年内复发：≤5%（≤5%：100 分；每增加1 个百分点，扣10 分） 半年~2 年内复发：≤20%
指标8	术后长期管理的医患沟通	结果指标	所有非根治性手术后患者均需提供长期管理方案，子宫内膜异位症患者出院记录的诊断需含 ASRM 分期及评分、EFI评分（有生育意愿者），并告知长期随访方案及随访节点，对有生育要求者提供生育指导方案 **分子**：接受子宫内膜异位症行手术治疗后出院前完成患者沟通的患者数量 **分母**：诊断为子宫内膜异位症行手术治疗的患者数量	100%为达标，否则为不达标

注：本质量指标体系综合医疗机构所有子宫内膜异位症手术患者的诊疗过程和结果，每个质控指标均进行独立评价，体现环节质量控制点的质量水平。

参考文献

1. Working group of ESGE, ESHRE and WES, et al. Recommendations for the surgical treatment of endometriosis. Part 1：ovarian endometrioma［J］. Human Reproduction Open, 2017(4), 1－6.

2. Working group of ESGE, ESHRE and WES, et al. Recommendations for the surgical treatment of endometriosis. Part 2：deep endometriosis［J］. Human Reproduction Open, 2020(1), 1－25.

3. 中国医师协会妇产科医师分会, 中华医学会妇产科学分会子宫内膜异位症协作组. 子宫内膜异位症诊治指南（第三版）［J］. 中华妇产科杂志, 2021, 56(12)：812－824.

4. Osada H. Uterine adenomyosis and adenomyoma：the surgical approach［J］. Fertil Steril, 2018, 109(3)：406－417.

5. Collinet P, Fritel X, Revel-Delhom C, et al. Management of endometriosis：CNGOF/HAS clinical practice guidelines — Short version［J］. J Gynecol Obstet Hum Reprod, 2018, 47(7)：265－274.

6. Daniilidis A, Pados G. Comments on the ESHRE recommendations for the treatment of minimal endometriosis in infertile women［J］. Reprod Biomed Online, 2018, 36(1)：84－87.

子宫内膜异位症质控病例个案检查表单

长三角地区的子宫内膜异位症质控病例个案检查表单,详见表 4-5。

表 4-5　质控病例个案检查表单

被检查医院: _____　　　　　住院号: _____

得分(满分 100 分): _____　　　　　检查者: _____

项目	分值	检查内容	指标类型	评 分 标 准	扣分	得分
术前质控(35分)	5	一般情况评估	过程指标	既往内外科并发症、既往手术史、用药史、肿瘤家族史、心肺功能评估、血糖血压围手术期管理,缺 1 项扣 1 分,扣完为止;疼痛患者 VAS(缺项扣 2 分)		
	5	体格检查	过程指标	完整的全身体格检查及妇科检查(包括病灶大小、累及部位等),按系统分,缺 1 项扣 0.5 分;必须包含三合诊或经肛门检查,缺 1 个系统记录扣 1 分;扣完为止		
	5	肿瘤标志物检查	过程指标	肿瘤标志物(CA125,HE4 等),卵巢功能评估(如 AMH 等,针对拟保留卵巢患者),其他必要术前肿瘤标志物检查,缺者每项扣 0.5 分,扣完为止		
	5	影像学评估	过程指标	盆腔超声,对于特殊部位子宫内膜异位症,需进一步完善 MR、肠镜、CTU、IVP、同位素肾图等检查,缺 1 项扣 1 分,扣完为止		
	5	VTE 风险评估	过程指标	未评估扣 5 分,动态评估(入院 24 h 内、术前 24 h 内、术后 24 h 内、转科前后 24 h 内、出院前 24 h 内)缺 1 项扣 1 分,评估风险后未给予相应干预措施扣 3 分		

（续　表）

项目	分值	检查内容	指标类型	评 分 标 准	扣分	得分
术前质控（35分）	5	手术适应证	过程指标	手术指征不明确,扣5分		
	5	替代治疗方案	过程指标	缺替代方案告知,扣5分		
术中质控（25分）	5	医师资质	过程指标	经国家卫生健康委员会认证的妇科医师执行。深部型子宫内膜异位症应由具备腔镜四级手术资质的医师执行,不合规者扣5分		
	5	手术记录	过程指标	手术记录至少包括手术方式、病灶情况(部位、大小等)、是否残留(如有残留,其病灶部位、范围等),缺1项扣2分,扣完为止		
	5	术中医患沟通	过程指标	如更改手术方案,未在术中征得患方书面知情同意,扣5分		
	5	预防性抗菌药物使用	过程指标	术前预防性抗菌药物的种类,如第一、二代头孢菌素(可联合使用甲硝唑),部分不符合扣1分,完全不符合扣2分;应在皮肤、黏膜切开前0.5~2 h内或麻醉开始时给药,不符合扣1分;手术超过3 h,或失血量≥1 500 mL,术中加用1次抗菌药物,不符合扣1分;术后24 h停止使用抗菌药物,合并感染高危因素可延长至术后48 h,不符合扣1分		
	5	术中不良事件	过程指标	非病灶因素而致盆腹腔脏器损伤者,扣4分;术中出血>1 000 mL未能说明理由者,扣1分。		
术后质控（30分）	5	并发症报告	结果指标	并发症未报或漏汇报者,扣5分		
	10	ASRM 和 EFI 评分	过程指标	有 ASRM 分期及评分、EFI 评分(有生育意愿者),评分有误者扣5分,缺者扣10分		

106

项目	分值	检查内容	指标类型	评 分 标 准	扣分	得分
术后质控（30分）	5	术后长期管理	过程指标	保守术后未告知术后长期管理方案，扣5分； 长期管理方案短于24个月者，扣3分		
	5	术后健康宣教	结果指标	未告知长期随访方案及随访节点，对有生育要求者提供生育指导方案者，扣3分		
	5	术后随访	结果指标	术后随访包括随访频次、随访联系方式（专家或专病门诊具体时间）、随访内容告知等，缺1项扣2分，扣完为止		
其他质控（10分）	5	疑难患者讨论	过程指标	疑难患者应组织讨论（包括具备腔镜四级手术资质的医师参加），必要时MDT讨论，缺乏记录者，扣2分 需讨论的子宫内膜异位症患者包括，但不限于： 1. 多次复发的子宫内膜异位症 2. 多脏器受累、特殊或罕见部位的子宫内膜异位症 3. 疑似相关恶变子宫内膜异位症 4. 有生育需求，既往多次自然或人工辅助生殖失败的子宫内膜异位症患者		
	3	患者住院天数	结果指标	住院天数>15 d，不能合理说明理由者，扣3分		
	2	住院费用（元）	结果指标	超过当地同类手术患者平均住院费用15%，不能合理说明理由，扣2分		

注：本表单用于子宫内膜异位症手术病例的个案检查，一个具体病例诊疗完成后，依据本表单进行全面评价，体现各质控环节是否规范。

子宫内膜异位症质控自查表单

长三角地区的子宫内膜异位症质控自查表单,详见表4-6。

表4-6 质控自查表单

住院号:＿＿＿＿ 患者姓名:＿＿＿＿ 检查日期:＿＿＿＿ 检查者:＿＿＿＿

项目	检 查 内 容	是	否(相关理由)
EM-1	术前患者一般情况评估,针对子宫内膜异位症的症状及盆腔脏器功能评估完善		
EM-2	术前妇科检查		
EM-3	术前肿瘤标志物检查及卵巢功能检查		
EM-4	术前进行影像学评估,特殊受累部位的其他辅助检查(肠镜、CTU、IVP、同位素肾图等)		
EM-5	术前多学科讨论(复杂疑难、多次复发、合并外科情况,或合并生殖助孕需求等)		
EM-6	手术指征明确		
EM-7	手术方案合理规范		
EM-8	告知治疗替代方案		
EM-9	术中进行手术安全核查		
EM-10	手术记录规范,术中所见对病灶情况描述清晰准确		
EM-11	术中更改手术方案及时征得患方同意		
EM-12	合理应用预防性抗菌药物		
EM-13	进行 ASRM 评分,有生育要求者进行 EFI 评分		
EM-14	进行动态 VTE 风险评估,实施相关预防措施		

项目	检　查　内　容	是	否（相关理由）
EM－15	术后确认病理回报并记录		
EM－16	术后辅助治疗方案合理		
EM－17	未发生不良医疗事件		
	如发生不良医疗事件,有记录并上报		
EM－18	出院记录中有长期管理宣教:后续治疗方案、随访内容及随访时间;对有生育需求的患者,应有生育指导方案		

注:本表单用于住院诊疗病历自查或互查,于患者出院后病历定稿前完成。

5　多囊卵巢综合征

多囊卵巢综合征质控标准

一、诊断依据

1. 病史询问

1.1　现病史

包括患者年龄、就诊的主要原因、月经异常的类型(稀发、闭经、不规则出血),月经情况有无变化,月经异常的始发年龄等。

1.2　婚育状况

有无不孕病史和目前是否有生育要求。

1.3　一般情况

体质量的改变、饮食和生活习惯。

1.4　既往史

既往就诊情况、相关检查结果、治疗措施及疗效。

1.5　家族史

家族中糖尿病、肥胖、高血压、体毛过多的病史,以及女性亲属的月经异常情况、生育状况、妇科肿瘤病史。

2. 体格检查

2.1　全身体格检查

身高、体质量、体质指数、腰围、臀围、血压、乳房发育、有无挤乳房溢乳、有无黑棘皮征。

[注:体质指数=体质量(kg)/身高^2(m^2)]

2.2　妇科检查

经阴道或经直肠检查,需要注意性毛分布及阴蒂大小。

2.3 特殊体征的检查

雄激素过多的体征之一为多毛,特别是男性型黑粗毛,但需考虑种族差异,汉族人群常见于上唇、下腹部、大腿内侧等,乳晕、脐部周围可见粗毛也可诊断为多毛。雄激素过多的另一体征为痤疮,相对于青春期痤疮,多囊卵巢综合征(PCOS)患者痤疮为炎症性皮损,主要累及面颊下部、颈部、前胸及上背部。严重的胰岛素抵抗的临床表现之一为黑棘皮征,以皮肤角化过度、色素沉着或乳头瘤样增生为特征。

3. 盆腔超声检查

多囊卵巢(polycystic ovarian morphology, PCOM)是超声检查对卵巢形态的一种描述。PCOM超声相的定义为:一侧或双侧卵巢内直径为 2~9 mm 的卵泡数≥12 个和(或)卵巢体积≥10 mL(卵巢体积按 0.5×长径×横径×前后径计算)。

(注:超声检查前应停用性激素类药物至少 1 个月。)

稀发排卵患者若有卵泡直径>10 mm 或有黄体出现,应在以后的月经周期进行复查。无性生活者,建议选择经直肠或腹部超声检查,其他患者建议经阴道超声检查。

4. 实验室检查

4.1 高雄激素血症

血清总睾酮(TT)水平正常或轻度升高,通常不超过正常范围上限的 2 倍;可伴有雄烯二酮(A)水平升高,硫酸脱氢表雄酮(DHEAS)水平正常或轻度升高。由于游离雄激素指数(FAI)更能反映雄激素的活性,建议联合检查性激素结合球蛋白(SHBG)。

[注:$FAI = TT(ng/mL) \times 3.47 \times 100\% / SHBG(nmol/L)$]

4.2 抗米勒管激素

PCOS患者的血清抗米勒管激素(AMH)水平较正常明显升高。

4.3 代谢指标的评估

口服葡萄糖耐量试验(OGTT)(测定空腹血糖、服糖后 0.5 h、服糖后 1 h、服糖后 2 h、服糖后 3 h 血糖水平)及胰岛素释放试验(测定空腹胰岛素、服糖后 0.5 h、服糖后 1 h、服糖后 2 h、服糖后 3 h 胰岛素水平);空腹全血血脂指标测定(如三酰甘油、总胆固醇、低密度脂蛋白、高密度脂蛋白、载脂蛋白等);肝功能检查

4.4 其他建议检查的内分泌激素

甲状腺功能、皮质醇、肾上腺皮质激素释放激素(ACTH)、17-羟孕酮测定。

二、诊断标准

1. 育龄期及围绝经期 PCOS 的诊断

根据 2018 年中国 PCOS 的诊断标准,采用以下诊断名称:

1.1 疑似 PCOS

月经稀发或闭经或不规则子宫出血是诊断的必需条件。另外,再符合下列 2 项中的 1 项:① 高雄激素临床表现或高雄激素血症;② 超声下表现为 PCOM。

1.2 确诊 PCOS

具备上述疑似 PCOS 诊断条件后还必须逐一排除其他可能引起高雄激素的疾病和引起排卵异常的疾病才能确定 PCOS 的诊断。

2. 青春期 PCOS 的诊断

对于青春期 PCOS 的诊断必须同时符合以下 3 个指标,包括:① 初潮后月经稀少至少持续 2 年或闭经;② 高雄激素临床表现或高雄激素血症;③ 超声下卵巢 PCOM 表现。同时应排除其他疾病。

3. 排除诊断

排除其他类似的疾病是确诊 PCOS 的条件,如库欣综合征、非经典型先天性肾上腺皮质增生(NCCAH)、卵巢或肾上腺分泌雄激素的肿瘤、甲状腺疾病、高催乳素(PRL)血症及早发性卵巢功能不全(POI)等。

三、治疗规范

1. 生活方式干预

包括饮食控制、体育锻炼。生活方式干预是所有 PCOS 女性的一线治疗方案,建议所有患者都应该控制饮食、锻炼,以及行为干预来减重或者确保自己的体质量不增长。

2. 调整月经周期治疗

定期应用孕激素或给予含低剂量雌激素的雌孕激素联合的口服避孕药能

很好地控制月经周期,起到保护子宫内膜,阻止子宫内膜增生性病变的作用,部分患者停用口服避孕药后恢复自发排卵。

2.1 单孕激素用药方法

可作为青春期、围绝经期 PCOS 患者的首选,也可用于育龄期有妊娠计划的 PCOS 患者。推荐使用天然孕激素或地屈孕酮,可采用孕激素后半周期疗法控制月经周期,用药时间一般为每周期 10~14 d。具体药物有地屈孕酮(10~20 mg/d)、微粒化孕酮(100~200 mg/d)、醋酸甲羟孕酮(10 mg/d)、孕酮(肌内注射 20 mg/d,每个月应用 3~5 d)。

2.2 口服避孕药(OCs)疗法

可作为育龄期无生育要求的 PCOS 患者的首选;青春期患者酌情可用;围绝经期可用于无血栓高危因素的患者,但应慎用,不作为首选。

2.2.1 用药方法:停孕激素后,在撤退性出血的第 5 天起服用,每天 1 片,共服用 21 d;停孕激素后,在撤退性出血的第 5 天重复使用,共 3~6 个周期为 1 疗程。

2.2.2 注意事项:OCs 不会增加 PCOS 患者代谢性疾病的风险,但有血栓风险。因此,有口服避孕药禁忌证的患者禁用。

3. 降雄激素的治疗规范

适用于有中重度痤疮、多毛及油脂皮肤等严重高雄激素体征需治疗的患者及循环中雄激素水平过高者。

3.1 OCs

除用于 PCOS 患者调整月经周期、保护子宫内膜外,还能通过抑制垂体黄体生成素(LH)的合成和分泌,从而有效降低卵巢雄激素的产生,所含的雌激素成分(炔雌醇)可有效地促进肝脏合成 SHBG,进而降低循环中雄激素的活性。

用药方法:停孕激素后,在撤退性出血的第 5 天起服用,每天 1 片,共服 21 d。服用 3~6 个月,50%~90% 的患者痤疮可减少 30%~60%,对深部的痤疮尤为有效;服用 6~9 个月后能改善多毛。

3.2 螺内酯

适用于复方口服避孕药(COC)疗效不佳、有 COC 禁忌证或不能耐受 COC 的高雄激素患者。螺内酯通过抑制 17-羟化酶和 17,20-裂解酶(雄激素合成所需的酶),以减少雄激素的合成和分泌;在外周与雄激素竞争受体,并能抑制 5α 还原酶而阻断雄激素作用。单独使用螺内酯可使 50% 的 PCOS 患者多毛症状减少 40%,亦可增加胰岛素敏感性。

3.2.1　用药方法:螺内酯为 100 mg/d,应用 6 个月可抑制毛发生长。

3.2.2　不良反应及用药监测:螺内酯是排钠保钾利尿药,易导致高血钾,使用时应定期监测电解质。螺内酯有致畸作用,因此应用时一般与 OCs 联合应用,或用药期间避孕。

4. 胰岛素抵抗的治疗规范

有胰岛素抵抗的患者建议采用胰岛素增敏剂治疗。胰岛素增敏剂可降低胰岛素,从而降低循环中的雄激素水平,有利于排卵功能的建立及恢复,并可纠正胰岛素抵抗,阻止 2 型糖尿病等代谢综合征的发生。在 PCOS 患者中常选用二甲双胍,对二甲双胍治疗不满意或胰岛素抵抗失代偿已发生糖耐量损害者、糖尿病者可加用噻唑烷二酮类药物(TZDs)。

4.1　二甲双胍

能明显改善有胰岛素拮抗的 PCOS 患者的排卵功能,使月经周期恢复运转和具有规律性。

4.1.1　用法:初始剂量 250~500 mg/d,逐步增加至目标剂量 1 500~2 550 mg/d。

4.1.2　不良反应及用药监测:胃肠道反应最常见,餐中服用可减轻症状。乳酸性酸中毒为罕见的严重不良反应;用药期间每 3 个月检测 1 次肝肾功能。

4.2　TZDs

TZDs 为 PPARγ 受体激动剂,能增强外周靶细胞(肝细胞、骨骼肌细胞、脂肪细胞)对胰岛素的敏感性,改善高胰岛素血症。对于不能耐受二甲双胍的患者,可考虑吡格列酮,或单用二甲双胍疗效不满意者可加用吡格列酮。但由于其可能的肝毒性及胚胎毒性,在服用 TZDs 期间应监测肝功能并注意避孕。

5. 并发症的治疗规范

5.1　子宫内膜增生病变的治疗

子宫内膜增生病变的 PCOS 患者应选用孕激素转化子宫内膜。对于已发生子宫内膜样腺癌的患者应根据患者是否有生育要求制订个体化治疗方案。

5.2　代谢综合征的治疗

对于已出现高血压、高脂血症、糖尿病的患者,建议同时内科就诊。

6. 促孕的治疗规范

PCOS 患者采用助孕干预开始之前应首先改善孕前状况,包括通过改善生活方式、控制饮食及适当运动降低体质量,以及降雄激素、降胰岛素、控制月经周期等医疗干预。部分患者可能在上述措施及医疗干预过程中恢复排卵;而在纠正高雄激素血症及胰岛素抵抗后仍未恢复排卵者,可考虑药物诱发排卵。

6.1　一线促排卵药物

6.1.1　氯米芬

氯米芬为 PCOS 的一线促排卵治疗药物。肥胖、高雄激素血症、胰岛素抵抗是发生氯米芬抵抗的高危因素。

6.1.1.1　用药方法及剂量:自然月经或药物撤退性出血的第 5 天开始,初始口服剂量为 50 mg/d,共 5 d;若此剂量无效则于下一周期加量,每次增加 50 mg/d;最高剂量可用至 150 mg/d,共 5 d,仍无排卵者为氯米芬抵抗。氯米芬抵抗的 PCOS 患者,可采用氯米芬联合二甲双胍或者氯米芬联合促性腺激素治疗。

6.1.1.2　治疗期限:采用氯米芬治疗一般不超过 6 个周期。氯米芬治疗无效时,可考虑二线促排卵治疗,包括促性腺激素治疗或腹腔镜下卵巢打孔术。

6.1.2　来曲唑

来曲唑为 PCOS 的一线促排卵治疗药物。其机制为通过抑制芳香化酶的作用,阻断雄激素如雄烯二酮(A)和睾酮(T)向雌酮(E_1)和 E_2 转换,使体内雌激素降低,阻断其对下丘脑和垂体的负反馈作用,使垂体促性腺激素(Gn)分泌增加,从而促进卵泡的发育和排卵。

6.1.2.1　用药方法及剂量:自然月经或药物撤退性出血的第 3~5 天开始,口服剂量为 2.5~5 mg/d,共 5 d。

6.1.2.2　治疗期限:一般不超过 6 个周期,当来曲唑治疗无效时,可考虑二线促排卵治疗,包括促性腺激素治疗或腹腔镜下卵巢打孔术。

6.2　促性腺激素

促性腺激素促排卵治疗适用于氯米芬抵抗者,或氯米芬、来曲唑连续促排卵 3 个周期未孕且无其他不孕因素者,为 PCOS 促排卵的二线治疗。联合氯米芬和来曲唑使用,增加卵巢对促性腺激素的敏感性,降低促性腺激素的用量。促性腺激素促排卵分为低剂量递增方案及高剂量递减方案。

6.3 体外受精—胚胎移植(IVF‒ET)

IVF‒ET适用于以上方法促排卵失败或有排卵但仍未成功妊娠,或合并有盆腔因素不育者,为PCOS三线促孕治疗。

7. 腹腔镜卵巢打孔手术(laparoscopic ovarian drilling, LOD)

不常规推荐。主要适用于氯米芬抵抗、来曲唑治疗无效、顽固性LH分泌过多、因其他疾病需腹腔镜检查盆腔、随诊条件差不能进行促性腺激素治疗监测者。建议选择体质指数(BMI)≤34、基础LH>10 U/L、游离睾酮水平高的患者作为LOD的治疗对象。对于睾酮水平高于4.5 nmol/L或FAI高于15,LH低于8 IU/L或BMI>35的PCOS患者不宜采用卵巢手术诱发排卵,且该手术不适用于存在显著胰岛素抵抗的PCOS患者。

四、为患者提供有关PCOS及其近远期并发症的健康教育

对PCOS患者进行长期、综合健康管理。

多囊卵巢综合征手术治疗：医疗机构质控核心目标

长三角地区的多囊卵巢综合征手术治疗：医疗机构质控核心目标,详见表5‒1。

表5‒1 医疗机构质控核心目标

序号	指标名称	指标类型	具体内容	要求
指标1	医师资质	过程指标	接受过生殖内分泌知识和临床实践培训,并考核合格的妇产科医师 **分子**:有资质诊治多囊卵巢综合征的医师 **分母**:参与诊治多囊卵巢综合征的医师	100%为达标,否则为不达标

序号	指标名称	指标类型	具 体 内 容	要 求
指标2	确诊前评估项目完整率	过程指标	确诊前需评估以下项目： 1. 月经异常的主诉、病史、体格检查 2. 排卵功能的评估 3. 生殖内分泌激素检查 4. 超声检查 5. 排除其他内分泌相关疾病及肿瘤的检查 6. 糖、脂代谢指标 **分子**：实际完成的检查项目 **分母**：总的检查项目（6项）	80%以上符合为达标，否则为不达标
指标3	诊疗方案的执行率	过程指标	根据患者的临床症状确定个体化治疗方案 1. 是否已给予生活方式干预指导 2. 若患者有排卵功能异常，是否已予调整月经周期治疗 3. 若有高雄激素血症或体征，是否已予降雄激素治疗 4. 若有胰岛素抵抗，是否已予改善胰岛素敏感性的治疗 5. 若已合并代谢综合征等并发症，是否已予针对性治疗 6. 若有生育要求的患者，是否已进行孕前评估及合适的助孕指导方案 **分子**：按患者异常临床指标进行治疗的 PCOS 患者数 **分母**：所有治疗干预的 PCOS 患者数	根据患者异常的临床指标制订的诊疗方案的执行率 80%～100%为100分，50%～80%为80分，<50%为0分
指标4	疑难 PCOS 患者 MDT 治疗率	过程指标	MDT 团队： 根据患者不同需求创建 MDT 团队，组成人员应≥3个相关专业专家。MDT 团队可包括妇产科、影像学、内分泌、生殖医学及营养学专家等	100%为100分，91%～99%为90分，81%～90%为80分，每降低10%扣10分，以此类推

序号	指标名称	指标类型	具 体 内 容	要 求
指标4	疑难PCOS患者MDT治疗率	过程指标	需 MDT 的 PCOS 患者至少包括： 1. 疑难 PCOS 患者 2. 肥胖患者,需要医学减重的患者 3. 门诊标准治疗方案疗效差的患者 4. 合并难治性代谢综合征的患者 5. 合并子宫内膜癌癌前病变或子宫内膜癌,要求保留生育功能的患者 **分子**：由 MDT 团队进行治疗干预的 PCOS 患者数 **分母**：所有需要由 MDT 治疗干预的 PCOS 患者数	
指标5	治疗过程中药物不良反应的发生率	结果指标	用药后主要的不良反应的发生率(治疗半年内),主要并发症包括： 1. 肝功能损伤* 2. 深静脉血栓栓塞 3. 重度及极重度卵巢过度刺激综合征** **分子**：治疗过程中发生药物不良反应(如肝损伤、深静脉栓塞、重度及极重度卵巢过度刺激综合征)的 PCOS 患者数 **分母**：进行药物治疗的 PCOS 患者数	1. 药物性肝损伤发生率： <4%为 100 分,4%~5% 为 80 分,5%~6% 为 60 分,>6%为 0 分 2. 深静脉血栓栓塞发生率： < 0.03% 为 100 分,0.03%~0.04% 为 80 分,0.04%~0.05% 为 60 分,>0.05%为 0 分 3. 重度及极重度卵巢过度刺激综合征(OHSS)发生率： <1%为达标,否则不达标

序号	指标名称	指标类型	具 体 内 容	要　求
指标6	疾病相关并发症控制率	结果指标	PCOS 诊疗过程中,需积极防治疾病本身可能引起的并发症,主要包括: 1. 肥胖 2. 糖代谢异常 3. 子宫内膜病变 **分子**:治疗过程中发生并发症(如肥胖、糖代谢异常、子宫内膜病变)的 PCOS 患者数 **分母**:进行药物治疗的 PCOS 患者总数	1. 超重或肥胖 PCOS 患者(治疗 6 个月)体质量控制率: 体质量减少 5%~10% 为 100 分,体质量减少 0~4.9% 为 60 分,体质量增加为 0 分
				2. 糖代谢异常发生率(治疗 3 年内): （1）由胰岛素抵抗进展为糖耐量受损的发生率: <35% 为达标;否则不达标。 （2）由胰岛素抵抗进展为糖尿病的发生率: < 7.5% 为 100 分,7.5%~10% 为 60 分,>10% 为 0 分
				3. 子宫内膜病变的发生率 （1）不伴不典型增生的子宫内膜癌变的发生率(4 年内) <1% 为达标,≥1.0% 为不达标 （2）伴不典型增生的子宫内膜癌变的发生率(4 年内) <8% 为达标,≥8% 为不达标
指标7	长期管理的医患沟通率	结果指标	建议所有 PCOS 患者建立电子病案,并接受长期管理,告知长期随访内容及随访时间节点的患者比例	100% 为达标,否则为不达标

（续　表）

序号	指标名称	指标类型	具 体 内 容	要　　求
指标7	长期管理的医患沟通率	结果指标	**分子**：进行书面宣教，告知随访时间间隔、随访内容的 PCOS 患者数 **分母**：所有治疗干预的 PCOS 患者数	

＊《2019 年欧洲肝病学会临床实践指南：药物性肝损伤》药物性肝损伤定义需达到下述标准之一：

1. 丙氨酸氨基转移酶（ALT）≥5 倍正常值上限（ULN）；
2. 碱性磷酸酶（ALP）≥2 倍 ULN（伴 ALT 升高且排除骨骼疾病引起的 ALP 升高）；
3. ALT≥3 倍 ULN 同时总胆红素≥2 倍 ULN。

＊＊ 2016 年英国皇家妇产科医师学院（RCOG）指南：卵巢过度刺激综合征的管理

1. 重度 OHSS 为卵巢直径>12 cm，出现以下症状：腹水（胸腔积液），少尿（<300 mL/d 或 30 mL/h），血细胞比容>0.45，WBC>15 000/ mL，出现低钠血症、高钾血症、低蛋白血症（<35 g/L），肝功能受损，全身水肿。
2. 极重度 OHSS，出现以下症状：张力性腹水或大量胸腔积液，WBC>25 000/ mL，血细胞比容>0.55，少尿或无尿，肾功能衰竭，血栓形成，急性呼吸窘迫综合征。

注：本质量指标体系综合医疗机构所有多囊卵巢综合征手术患者的诊疗过程和结果，每个质控指标均进行独立评价，体现环节质量控制点的质量水平。

参考文献

1. 中华医学会妇产科学分会内分泌学组及指南专家组. 多囊卵巢综合征中国诊疗指南[J]. 中华妇产科杂志,2018,53（1）：2-6.
2. Teede HJ, Misso ML, Costello MF, et al. International evidence-based guideline for assessment and management for the polycystic ovary syndrome[J]. Human Reproduction, 2018, 33(9)：1602-1618.
3. 张玉泉、杨晓清,施沁,等. 重视妇产科静脉血栓栓塞症的综合预防[J]. 中国实用妇科与产科杂志,2018,34（7）：705-708.
4. 乔杰,李蓉,李莉,等. 多囊卵巢综合征流行病学研究[J]. 中国实用妇科与产科杂志,2013,29（11）：849-852.
5. Lacey JV Jr, Sherman ME, Rush BB, et al. Absolute risk of endometrial carcinoma during 20-year follow-up among women with endometrial hyperplasia[J]. J Clin Oncol, 2010, 28(5)：788-792.

多囊卵巢综合征质控病例个案检查表单

长三角地区的多囊卵巢综合征质控病例个案检查表单,详见表 5-2。

表 5 - 2　质控病例个案检查表单

被检查医院：_____　　　　　　　住院号：_____

得分(满分 100 分)：_____　　　　　检查者：_____

项目	分值	检查内容	指标类型	评 分 标 准	扣分	得分
确诊前评估的项目(13分)	2	月经异常的主诉、病史(既往史、生育史、现病史)	过程指标	病史未体现月经异常的主诉、月经史及现病史、既往治疗史、生育情况。缺 1 项扣 0.5 分,扣完至 2 分		
	2	体格检查	过程指标	体格检查:BMI(体质量、身高)、高雄激素表现(多毛、痤疮、肥胖等)、胰岛素抵抗的临床表现(黑棘皮症等)、初诊需有妇科检查。缺 1 项扣 0.5 分,扣完为止		
	4	生殖内分泌激素检查及排卵功能的评估	过程指标	实验室化验指标是否完全(FSH、LH、P、T、DHEAS、SHBG、PRL)、是否有排卵功能的评估(如基础体温等),缺 1 项扣 0.5 分,扣完为止		
	2	超声检查	过程指标	妇科超声多囊卵巢诊断是否规范[一侧或双侧卵巢内直径为 2~9 mm 的卵泡数 ≥12 个和(或)卵巢体积≥10 mL(卵巢体积按 0.5×长径×横径×前后径计算)],缺超声诊断,扣 2 分		
	1.5	排除其他内分泌相关疾病及肿瘤的检查	过程指标	与鉴别诊断相关的实验室化验指标是否完全(TSH、17-羟孕酮、皮质醇),缺 1 项扣 0.5 分,扣完为止		
	1.5	糖、脂代谢指标	过程指标	糖耐量检查+胰岛素释放实验+血脂(三酰甘油、总胆固醇、低密度脂蛋白、高密度脂蛋白),缺 1 项扣 0.5 分,扣完为止		
治疗方案质控(60分)	5	是否已给予生活方式干预指导	过程指标	未进行生活方式干预指导,扣 5 分		
	15	若患者有排卵功能异常,是否已予调整月经周期治疗	过程指标	未予月经周期调整治疗,扣 15 分		

121

项目	分值	检查内容	指标类型	评分标准	扣分	得分
治疗方案质控（60分）	10	若有高雄激素血症或体征,是否已予降雄激素治疗	过程指标	未予降雄激素治疗,扣5分 有用药禁忌证,扣5分		
	10	若有胰岛素抵抗,是否已予改善胰岛素敏感性的治疗	过程指标	未予胰岛素增敏治疗,扣5分 有用药禁忌证,扣5分		
	10	若已合并代谢综合征等并发症,是否已予针对性治疗	过程指标	无针对性治疗代谢性综合征,扣5分 有用药禁忌证,扣5分		
	10	若有生育要求的患者是否已进行孕前评估及合适的助孕指导方案	过程指标	未进行孕前评估及合适的助孕指导方案,扣5分 有用药禁忌证,扣5分		
其他质控指标（27分）	3	疑难 PCOS 患者是否已行 MDT 会诊	过程指标	属疑难 PCOS 患者,未进行 MDT 会诊,扣3分		
	6	治疗过程中是否出现药物不良反应	结果指标	发生药物性肝损伤,扣2分 发生深静脉血栓栓塞,扣2分 发生重度及极重度 OHSS,扣2分		
	8	治疗过程中是否出现该疾病自身并发症	结果指标	超重或肥胖 PCOS 患者(治疗6个月)体质量增加,扣2分 由胰岛素抵抗进展为糖耐量受损、糖尿病,扣2分 出现子宫内膜癌前病变或子宫内膜样腺癌,扣4分		
	10	为患者提供近期、远期并发症的健康教育	结果指标	未提供近期、远期并发症的健康教育,扣10分		

注: 本表单用于多囊卵巢综合征手术病例的个案检查,一个具体病例诊疗完成后,依据本表单进行全面评价,体现各质控环节是否规范。

122

多囊卵巢综合征质控自查表单

长三角地区的多囊卵巢综合征质控自查表单,详见表5-3。

表5-3 质控自查表单

住院号:_____ 患者姓名:_____ 检查日期:_____ 检查者:_____

项目	检 查 内 容	是	否(相关理由)
PCOS-1	病史询问是否体现 PCOS 特征		
PCOS-2	体格检查及妇科检查		
PCOS-3	实验室的激素及代谢检查		
PCOS-4	妇科超声检查		
PCOS-5	生活方式的干预		
PCOS-6	是否2个月内有月经来潮		
PCOS-7	高雄激素治疗是否规范		
PCOS-8	胰岛素抵抗的治疗是否规范		
PCOS-9	有生育要求的促进生育治疗是否规范		
PCOS-10	是否有 LOD 手术适应证及术前告知		
PCOS-11	为患者提供近期、远期并发症的健康教育		

注:本表单用于住院诊疗病历自查或互查,于患者出院病历定稿前完成。

6 子宫肌瘤

子宫肌瘤质控标准

一、国际妇产科联盟(FIGO)子宫肌瘤9型分类法(图6-1)

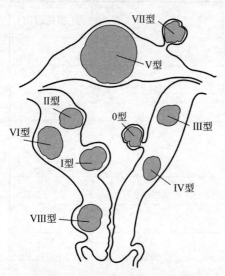

图6-1 子宫肌瘤9型分类

0型：有蒂黏膜下肌瘤；

I型：无蒂黏膜下肌瘤,向肌层扩展≤50%；

II型：无蒂黏膜下肌瘤,向肌层扩展>50%；

III型：肌壁间肌瘤,位置靠近宫腔,瘤体外缘距子宫浆膜层≥5 mm；

IV型：肌壁间肌瘤,位置靠近子宫浆膜层,瘤体外缘距子宫浆膜层<5 mm；

V型：肌瘤贯穿全部子宫肌层；

VI型：肌瘤突向浆膜；

VII型：肌瘤完全位于浆膜下(有蒂)；

VIII型：其他特殊类型或部位的肌瘤(子宫颈、宫角、阔韧带肌瘤)。

二、子宫肌瘤评估及治疗的总体原则

1. 治疗前评估

术前评估包括患者年龄、不适主诉、生育史和生育意愿、妇科检查、影像学检查、血清学检查、手术意愿、既往药物治疗或手术治疗经过,以及其他症状对应的相关科室评估等的综合判断。

1.1 详细病史

仔细了解患者的婚育史及生育意愿,结合影像学检查评估肌瘤对生育的

影响。了解既往药物或手术治疗情况。

1.2 症状的评估

详细询问病史,重点关注并记录:月经变化,如月经增多、经期延长、淋漓出血及月经周期缩短;有无继发性贫血;阴道分泌物增多或阴道排液;能否扪及腹部包块;有无膀胱、直肠或输尿管压迫症状,如尿频尿急、便秘、腰酸、输尿管积水等;有无痛经、急腹痛、腹痛伴发热;不孕史等。

1.3 双合诊、三合诊或肛诊的应用

对已婚者采用双合诊或三合诊检查;未婚者采用肛诊检查,并详细记录宫颈口有无肿块脱出,扪及的子宫、结节或包块大小、形状、质地、活动度、有无触痛等。

1.4 影像学检查

首选腔内(经阴道或直肠)彩色多普勒超声检查;对于多发肌瘤、子宫增大明显、病灶不典型,以及同时存在其他子宫或盆腔内病变的患者,可补充盆腔增强磁共振(MRI)检查;如疑似肌瘤引起泌尿系梗阻或积水时,推荐泌尿系超声或CT检查(CTU)。怀疑静脉内平滑肌瘤时需行磁共振血管成像(MRA)或CTA检查。

1.5 实验室检查

包括血常规、肝肾功能、凝血功能、电解质、血型等检查。

2. 手术指征

① 子宫肌瘤合并月经过多或异常出血甚至导致贫血;或出现压迫症状;② 因肌瘤造成不孕或复发性流产;③ 子宫肌瘤患者准备妊娠时若肌瘤直径≥4 cm可考虑剔除;④ 绝经后肌瘤仍生长;⑤ 有蒂肌瘤扭转引起的急性腹痛;⑥ 黏膜下肌瘤;⑦ 肌瘤短期内生长迅速,且影像学检查提示有变性可能。

3. 肌瘤预处理

合并贫血时,应先纠正贫血,并除外其他病因;肌瘤继发子宫体积>10 cm、要求尝试微创手术者,可考虑予以促性腺激素释放激素类似物(GnRHa)2~3年,缩小子宫体积后手术,提高微创成功率。

4. 手术方案

根据肌瘤大小、部位等情况,可选择腔镜(包括单孔或多孔腹腔镜、

v-notes)、开腹、宫腔镜、经阴道手术。有生育要求、期望保留子宫者可行肌瘤剥除。无生育要求,不期望保留子宫者可行子宫全切术。对于年轻希望保留子宫颈者也可行子宫次全切除术(术前需完成宫颈癌的筛查且结果正常范围)。其中宫腔镜手术适合于 0、Ⅰ、Ⅱ型肌瘤,推荐参考 STEPW 评分系统,通过计算肌瘤大小、位于宫腔的部位、基底宽度占宫壁范围、肌瘤占肌层深度以及侧壁位置等 5 个纬度的评分,预测手术的复杂性和完全切除的可能性等(表 6-1)。

表 6-1 子宫黏膜下肌瘤 STEPW 评分系统

项目\分值	肌瘤大小(cm)	宫腔部位	基底宽度占宫壁范围	肌瘤占肌层深度	侧壁位置
0	<2	下 1/3	<1/3	0	+1
1	2~5	中 1/3	1/3~2/3	≤50%	
2	>5	上 1/3	>2/3	>50%	
各项得分					
总分	组别	风险评估与治疗策略			
0~4	Ⅰ	低复杂性宫腔镜子宫肌瘤剔除术			
5~6	Ⅱ	高复杂性宫腔镜子宫肌瘤剔除术;建议分 2 次完成;推荐 GnRHa 预处理			
7~9	Ⅲ	需考虑宫腔镜子宫肌瘤剔除术以外的方案			

5. 家属谈话

术前需充分与患者及家属沟通,详细告知患者相应治疗方案及各治疗方案的利弊、替代方案,如是否能够保守手术、是否首选手术,手术方式选择、肌瘤残留可能、复发率、并发症等。

6. 术前静脉血栓栓塞(VTE)风险评估

根据患者年龄、既往病史、拟行手术方式等进行深静脉血栓栓塞风险因素评分。

7. 加速康复外科(ERAS)准备(建议)

术前禁食至少6 h,术前2 h可服用功能饮料。

三、术中质控

1. 麻醉

全身麻醉,如开腹手术则可联合硬膜外麻醉或腰麻。宫腔镜或经阴道手术可酌情使用局部麻醉。

2. 手术安全核查

术前手术医师、麻醉医师、手术护士三方对患者进行核查。

3. 减少术中出血

术中可使用子宫颈环扎带、缩宫素或垂体后叶素局部注射,或子宫动脉阻断。

4. 避免播散

对于腹腔镜手术中摘除的肌瘤需使用保护装置或置入密闭式标本袋再旋切取出。

5. 自体血回输

对于贫血、估计出血量较大的患者,知情同意后,回收自体血,术中冷冻切片病理报告提示良性者予以回输。

6. 并发症上报

如出现术中大出血(>1 000 mL),输尿管、膀胱、肠管等器官损伤,及时填报医疗安全事件上报表,汇报科主任及医务科等。

7. 抗菌药物的选择与使用时机

一般情况下,未进宫腔的经腹或腹腔镜肌瘤剥除手术属于Ⅰ类切口手术,可不使用预防性抗菌药物;但进宫腔的肌瘤剥除、子宫全切术、经阴道手术均属于Ⅱ类切口手术,围手术期预防性应用抗菌药物可显著降低术后感染的发生率。

术前预防性抗菌药物的种类为第一、二代头孢菌素,可联合应用。手术预防性应用抗菌药物时间控制在术前 0.5~1 h 开始,抗菌药物的有效覆盖时间应包括手术过程和术后 4 h,若手术时间≥3 h,或失血量≥1 500 mL,应加用 1 次抗菌药物。术后根据患者具体情况及临床经验调整抗菌药物使用。

8. VTE 预防

根据 VTE 评分,评分≥3 分,术后穿戴弹力袜,术中、术后可行双下肢充气压力泵,必要时使用低分子量肝素预防血栓。

9. 术中补液

控制术中补液出入量,注意术中补液晶胶体比例,维持患者术中出入量平衡,避免肺水肿等情况发生,特别是老年患者。

10. 术中体温

调控室温,进行患者术中体温护理,避免过低。

11. 更改手术方案

术中如发生任何手术方式的改变,需及时和患者家属进行沟通。如术中请泌尿外科、普外科等会诊协助诊治,进行相关手术治疗,需及时告知患者家属。

12. 正确书写手术记录

完整描述手术过程,记录剥除肌瘤的部位、数目、大小、是否进宫腔,出血量等信息。

四、术后质控

1. 营养支持

根据患者术中情况、肠道恢复情况,给予相应的支持治疗。

2. 术后镇痛

术后给予镇痛泵、止痛药等镇痛处理,促进康复。

3. 促宫缩治疗

行肌瘤剥除手术的患者术后需使用缩宫素、卡前列甲酯等促进宫缩的药物治疗。

4. 术后复查

血常规检查,及时发现贫血等异常,并给予相应治疗。

5. VTE 预防

术后动态监测 VTE 评分,并给予针对性措施。

6. 心理干预

和患者及家属沟通,进行心理干预和健康教育,可建立子宫肌瘤术后管理相关随访群(建议),增强患者依从性与康复信心。

7. 出院标准

患者生命体征平稳,已拔除腹腔引流,无不适主诉。

子宫全切术后导尿管可在术后 24~48 h 拔除。

8. 平均住院天数及费用

控制患者平均住院天数及相关费用。

9. 满意度

填写患者住院满意度调查表。

10. 术后告知

术后需告知患者手术情况、术中冷冻切片病理(如有)、术后取病理时间、避孕时间、随访计划等。

11. 治疗后随访

强调子宫肌瘤的长期管理,建议术后每半年复查 1 次彩超。

子宫肌瘤手术治疗：医疗机构质控核心目标

长三角地区的子宫肌瘤手术治疗：医疗机构质控核心目标,详见表6-2。

表6-2　医疗机构质控核心目标

序号	指标名称	指标类型	具 体 内 容	要　求
指标1	医师资质	过程指标	子宫肌瘤剥除术或子宫全切术需由具有经认证的相应级别及以上手术资质的医师完成。手术医师需主治及以上级别的医师 **分子:** 医师资质符合的肌瘤患者数 **分母:** 所有接受手术的肌瘤患者数	100%为达标,否则为不达标
指标2	手术指征明确	过程指标	手术适应证: 1. 子宫肌瘤合并月经过多或异常出血甚至导致贫血;或出现压迫症状 2. 因肌瘤造成不孕或复发性流产 3. 子宫肌瘤患者准备妊娠时,若肌瘤直径≥4 cm可考虑剔除 4. 绝经后肌瘤仍生长 5. 有蒂肌瘤扭转引起的急性腹痛 6. 黏膜下肌瘤 7. 肌瘤短期内生长迅速,且影像学检查提示有变性可能 **分子:** 手术指征明确的肌瘤患者数 **分母:** 所有接受手术的肌瘤患者数	100%为达标,否则为不达标
指标3	术前评估项目	过程指标	术前必完成评估项目: 1. 妇科检查 2. 彩超、MRI(可选) 3. 宫颈液基细胞学检查(TCT)(有性生活者) 4. 血常规 5. 凝血功能	100%为达标,否则为不达标

序号	指标名称	指标类型	具　体　内　容	要　求
指标3	术前评估项目	过程指标	6. 肝肾功能 7. 血型 8. 血清电解质 9. 心电图和 X 线胸片或胸部 CT **分子**：术前完成以上评估项目的肌瘤患者数 **分母**：所有接受手术的肌瘤患者数	
指标4	术前准备	过程指标	1. 术前知情同意：告知手术的风险、手术损伤及术后复发的可能。尤其是对于选择腹腔镜手术或开腹手术,应详细交代利弊、对生育结局的可能影响、妊娠时子宫破裂的风险、盆腔粘连等的可能性 2. 备血或预备自体血回输 **分子**：根据病情完成以上术前准备的肌瘤患者数 **分母**：所有接受手术的肌瘤患者数	100% 为达标,否则为不达标
指标5	术中操作规范	过程指标	1. 术中可酌情使用子宫颈环扎带、缩宫素或垂体后叶素局部注射或子宫动脉阻断等措施以减少术中出血 2. 术中使用保护装置或密闭的标本袋,避免播散 **分子**：术中操作规范的肌瘤患者数 **分母**：所有接受手术的肌瘤患者数	100% 为达标,否则为不达标
指标6	手术记录	过程指标	手术记录至少包括肌瘤位置、大小、数量、出血量,肌瘤剥除手术中是否进宫腔	缺少 1 项扣 20 分
指标7	术中出血量	结果指标	过去 1 年行肌瘤剥除和因子宫肌瘤行子宫全切除的出血量>1 000 mL 的手术比例 **分子**：出血量 > 1 000 mL 的肌瘤患者数 **分母**：所有接受手术的肌瘤患者数	≤1% 100 分,1%～2% 90 分,每增加 1% 扣 10 分,以此类推

131

序号	指标名称	指标类型	具 体 内 容	要　求
指标8	手术并发症	结果指标	手术并发症按规定上报	无漏报100分，有漏报0分
指标9	术后宣教	结果指标	随访时间,备孕指导,提示患者妊娠时子宫破裂风险 **分子**：术后进行宣教的患者数 **分母**：所有接受手术的患者数	100%为达标，否则为不达标

注：本质量指标体系综合医疗机构所有子宫肌瘤手术患者的诊疗过程和结果,每个质控指标均进行独立评价,体现环节质量控制点的质量水平。

子宫肌瘤质控病例个案检查表单

长三角地区的子宫肌瘤质控病例个案检查表单,详见表6-3。

表6-3　质控病例个案检查表单

被检查医院：_____　　　　　住院号：_____

得分（满分100分）：_____　　　　检查者：_____

项目	分值	检查内容	指标类型	评 分 标 准	扣分	得分
术前质控（40分）	5	一般情况评估	过程指标	既往内外科并发症、既往手术史、过敏史、用药史、心肺功能评估、血糖血压围手术期管理,缺1项扣1分,扣完为止		
	5	体格检查	过程指标	完整的全身体格检查及妇科检查（包括肌瘤大小、部位等）,按系统分,缺1项扣1分,扣完为止		
	5	血清学检查	过程指标	血常规、肝肾功能、凝血功能、电解质等必要的术前血清学检查,缺者每项扣1分,扣完为止		

132

项目	分值	检查内容	指标类型	评分标准	扣分	得分
术前质控（40分）	5	影像学评估	过程指标	盆腔超声,必要时行 MR 等检查,缺 1 项扣 2 分,扣完为止		
	5	VTE 风险评估	过程指标	未评估扣 5 分,未给予相应干预措施,扣 3 分		
	5	手术适应证	过程指标	手术指征不明确,扣 5 分		
	5	术前告知	过程指标	告知肌瘤剥除可能残留,微创手术可能增加肿瘤播散风险,缺 1 项扣 2 分,扣完为止		
	5	替代治疗方案告知	过程指标	替代方案告知不合理,扣 5 分		
术中质控（35分）	5	医师资质	过程指标	经国家卫生健康委员会认证的妇科医师执行。按手术分级选择合适医师主刀,不合规者,扣 5 分		
	5	手术安全核查	过程指标	手术安全核查不规范或表单不完整,扣 5 分		
	10	手术记录	过程指标	手术记录至少包括肌瘤位置、大小、数量、出血量、是否进宫腔、是否残留,缺 1 项扣 2 分,扣完为止		
	5	术中更改手术方案的医患沟通	过程指标	未在术中及时征得患方书面知情同意,扣 5 分		
	10	无瘤原则	过程指标	术中未采取密闭式标本袋或其他防护措施,扣 10 分		
术后质控（25分）	5	不良事件	结果指标	非病灶因素而致盆腹腔脏器损伤者,扣 5 分		
	5	并发症汇报	结果指标	并发症未报或漏汇报者,扣 5 分		

项目	分值	检查内容	指标类型	评 分 标 准	扣分	得分
术后质控（25分）	10	术后健康宣教	结果指标	未告知长期随访方案及随访节点，未告知避孕时间，对有生育要求者未提供生育指导方案者，扣10分		
	5	术后随访	结果指标	无术后随访资料，扣5分		

注：本表单用于子宫肌瘤手术病例的个案检查，一个具体病例诊疗完成后，依据本表单进行全面评价，体现各质控环节是否规范。

子宫肌瘤质控自查表单

长三角地区的子宫肌瘤质控自查表单，详见表6-4。

表6-4　质控自查表单

住院号：_____　患者姓名：_____　检查日期：_____　检查者：_____

项目	检 查 内 容	是	否（相关理由）
UL-1	术前患者一般情况评估		
UL-2	术前体格检查（妇科检查）		
UL-3	术前实验室检查		
UL-4	术前进行影像学评估		
UL-5	手术指征明确		
UL-6	手术方案合理规范		
UL-7	告知替代治疗方案		
UL-8	术中进行手术安全核查		

项目	检　查　内　容	是	否(相关理由)
UL-9	术中更改手术方案及时征得患方同意		
UL-10	预防性应用抗菌药物,手术超过 3 h 有加用抗菌药物		
UL-11	术后确认病理回报并记录		
UL-12	进行深静脉血栓栓塞风险因素评估,实施相关预防措施		
UL-13	未发生不良医疗事件		
	发生不良医疗事件,有记录并上报		
UL-14	出院记录中有注意事项、随访内容及随访时间		

注:本表单用于住院诊疗病历自查或互查,于患者出院后病历定稿前完成。

参考文献

1. Vilos GA, Allaire C, Laberge PY, et al. The Management of Uterine Leiomyomas[J]. J Obstet Gynaecol Can, 2015;37(2): 157-178.

2. 子宫肌瘤的诊治中国专家共识专家组.子宫肌瘤的诊治中国专家共识[J].中华妇产科杂志, 2017,52(12): 793-800.

3. 中国医师协会妇产科医师分会妇科肿瘤专业委员会(学组).实施腹腔镜下子宫(肌瘤)分碎术的中国专家共识[J].中国实用妇科与产科杂志,2020,36(7): 626-632.

4. Loddo A, Djokovic D, Drizi A, et al. Hysteroscopic myomectomy: The guidelines of the International Society for Gynecologic Endoscopy (ISGE)[J]. Eur J Obstet Gynecol Reprod Biol, 2022, 268: 121-128.

7 异 位 妊 娠

异位妊娠质控标准

一、输卵管妊娠评估及治疗的总体原则

1. 治疗前评估（图7-1）

根据患者一般情况、病史、体格检查、辅助检查［经阴道超声、血（尿）人绒毛膜促性腺激素（hCG）］、生育意愿等进行综合评估。

1.1 症状评估

1.1.1 一般情况：评估患者一般状况及精神状态。

1.1.2 停经史：患者可有明确停经史，也可将阴道流血误认为1次月经而未主诉停经，此时应追问末次及前次月经。

1.1.3 腹痛：可表现为一侧下腹隐痛，也可表现为全腹痛，但以一侧下腹为著。

1.1.4 阴道流血：多为不规则少量阴道流血，可伴蜕膜样组织物排出。

1.1.5 其他症状：可有乳房胀痛、胃肠道症状、头晕、肩部放射痛、泌尿系统症状、肛门坠胀感等。

1.2 婚育史和手术史

应详细记录患者的婚育史、宫内有无节育器、是否口服避孕药、生育意愿、既往手术史等。

1.3 体格检查

1.3.1 生命体征：测量生命体征如血压、心率等，明确有无休克表现。

1.3.2 腹部检查：全腹有无压痛、反跳痛及肌紧张等。

1.3.3 妇科检查：外阴、阴道、宫颈、子宫及附件情况。常见体征有子宫压痛、附件区压痛、宫颈举痛等。

1.4 超声

经阴道超声提示附件区含有卵黄囊、胚芽或原始血管搏动的包块，即可确

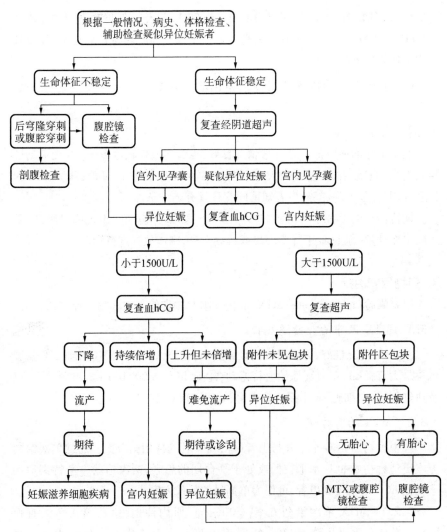

图 7 - 1 异位妊娠患者治疗前评估流程

诊异位妊娠。尿 hCG 阳性、经阴道超声发现附件区独立于卵巢的包块,应高度怀疑异位妊娠。紧急情况如患者有休克表现时,也可行床旁超声。

1.5 血 hCG

1.5.1 血 hCG 超声阈值:超声可见正常宫内妊娠时的血 hCG 值为 1 500~3 000 U/L。血 hCG 超过阈值而未发现宫内妊娠囊,50%~70%为异位妊娠。

1.5.2 血 hCG 变化趋势:正常宫内妊娠初始血 hCG 值低于 1 500 U/L

时,48 h 最低增幅为 49%；处于 1 500～3 000 U/L 者最低增幅为 40%；超过 3 000 U/L 者为 33%。血 hCG 上升低于最低增幅应高度怀疑异常妊娠（异位妊娠或早期妊娠流产）。

1.6 根据患者具体情况制订个体化治疗方案

2. 期待治疗

期待治疗的适应证：① 一般情况良好，无腹痛或仅轻微腹痛；② 无活动性腹腔内出血；③ 盆腔包块最大直径<3 cm 且无原始血管搏动；④ 血 hCG< 1 500 U/L 且呈下降趋势；患者知情同意且具有随访条件。

期待治疗的患者需随访血 hCG 至正常。如果随访期间出现明显腹痛、腹腔内出血征象、血 hCG 下降不理想或持续上升，则需放弃期待治疗。

3. 药物保守治疗

甲氨蝶呤（methotrexate，MTX）肌内注射是输卵管妊娠药物治疗首选方法。

3.1 MTX 保守治疗的适应证

① 一般情况良好，无腹痛或仅轻微腹痛；② 无活动性腹腔内出血；③ 盆腔包块最大直径<3 cm 且无原始血管搏动；④ 血 hCG<2 000 U/L；⑤ 肝肾功能，以及血红细胞、白细胞、血小板计数正常；⑥ 无 MTX 治疗禁忌证。

3.2 MTX 治疗方案

应根据初始 hCG 水平并与患者讨论利弊后选择用药方案。通常单次给药方案更适合初始 hCG 水平较低或处于平台期的患者；两次给药方案特别适用于初始 hCG 水平较高患者，可作为单剂量的替代方案。

3.2.1 MTX 单次给药方案：50 mg/m² 肌内注射，给药第 4、7 天查血 hCG。若 hCG 水平下降≥15%，每周随访 hCG 直至正常。若 hCG 水平下降 <15%，于第 7 天再次予 MTX 50 mg/m² 肌内注射，并随访 hCG。若两次给药后 hCG 下降仍<15%，考虑手术治疗。

3.2.2 MTX 两次给药方案：第 1、4 天予 50 mg/m² 肌内注射。第 4、7 查血 hCG。若 hCG 水平下降≥15%，每周随访 hCG 直至正常。若 hCG 水平下降<15%，于第 7 天再次予 MTX 50 mg/m² 肌内注射，并于第 11 天复查血 hCG。若第 7～11 天之间 hCG 下降≥15%，继续每周检测 hCG 直至正常。若第 7～11 天之间 hCG 下降<15%，于第 11 天再次予 MTX 50 mg/m² 肌内注射，并于第 14 天

复查血 hCG。若 4 次用药后 hCG 下降仍<15%,考虑手术治疗。

3.3　疗效标准

3.3.1　治愈:单次或分次给药后 2 周内,每隔 3 d 复查血 hCG 水平呈下降趋势并连续 3 次阴性,症状缓解或消失,包块缩小或消失为治愈。

3.3.2　显效:用药后 7 d 内复查血 hCG 下降>15%,患者一般情况良好,无腹腔内出血,生命体征平稳。

3.3.3　无变化:用药后第 7 天血 hCG 水平较前下降<15%、彩超检查无明显变化,生命体征平稳,可考虑再次用药。

3.3.4　无效:血 hCG 水平较前下降<15%,症状不缓解或加重,或有内出血,应考虑手术治疗。

4. 手术治疗

4.1　手术指征

① 生命体征不稳定、有输卵管妊娠破裂的症状;② 有药物治疗禁忌证;③ 药物治疗失败者;④ 临床病情稳定、超声下提示明显病灶的患者。

4.2　手术治疗原则

4.2.1　手术入路首选腹腔镜手术。经腹手术仅适用于生命体征不稳定、有大量腹腔内出血者或无腹腔镜手术设备时。

4.2.2　是否行保守手术应根据输卵管破坏程度、患者生育意愿而定。

当患侧输卵管损伤严重、手术部位有明显出血的情况下,首选输卵管切除术。对侧输卵管正常者,输卵管切开取胚术与输卵管切除术后自然妊娠率、重复异位妊娠率差异无统计学意义,输卵管切开取胚术后持续性异位妊娠发生率更高。既往有异位妊娠、盆腔炎性疾病史等对侧输卵管损伤因素的患者,输卵管切开取胚术后自然妊娠率高于行输卵管切除术者。

二、术前质控

1. 术前检查
完善血常规、凝血功能、血型等常规术前检查。

2. 手术指征的记录
病史中应记录手术指征。

3. 治疗方案及手术方式的医患沟通

在术前谈话中,对替代方案如期待治疗、药物保守治疗可行性及风险应进行告知;对行输卵管切除术或保守手术的收益和风险应进行告知。

4. 术前静脉血栓栓塞(VTE)风险评估

根据患者年龄、既往病史、拟行手术方式等进行深静脉血栓栓塞风险因素评分。

三、术中质控

1. 医师资质

具有医师执业证、具备手术资质的医师执行或监督。

2. 手术安全核查

术前手术医师、麻醉医师、手术护士对患者进行核查。

3. 自体血回输

对于腹腔内出血量>1 000 mL 的患者,推荐有条件的单位在术中回收自体血。

4. VTE 预防

VTE 评分≥3 分,术中可予双下肢充气压力泵。

5. 正确书写手术记录

详细描述妊娠部位,如输卵管壶腹部、是否有破口、盆腹腔积血情况、对侧输卵管情况等。

6. 并发症上报

如出现术中出血,输尿管、膀胱或肠管等器官损伤,及时填报医疗安全事件上报表,汇报科主任及医务科等。

四、术后质控

1. 复查血 hCG

术后 24 h 或 48 h 复查 1 次血 hCG。

2. VTE预防

根据 VTE 评分,术后采取相应的预防措施。

3. 病理回报

出院时尚未出具病理报告者,需书面提醒患者及时回访及了解病理结果。

4. 随访告知

告知患者每周复查血 hCG 直至正常,如术后 12 d 未下降至术前的 10% 以下,或有异常阴道出血及腹痛,应及时就诊。

5. 健康宣教

告知避孕至少 3 个月,优先选择避孕套;再次备孕可先行子宫输卵管造影(HSG)检查、超声监测选择本次输卵管妊娠对侧卵巢排卵时试孕。

异位妊娠手术治疗:医疗机构质控核心目标

长三角地区的异位妊娠手术治疗:医疗机构质控核心目标,详见表 7-1。

表 7-1 医疗机构质控核心目标

序号	指标名称	指标类型	具 体 内 容	要 求
指标1	诊断依据	过程指标	病史中应描述诊断依据。诊断最低标准为经阴道超声;一般需经阴道超声联合血 hCG 动态监测。紧急情况下也可行床旁超声 **分子**:病史中有记录诊断依据的患者数 **分母**:所有患者	100% 符合为达标,否则为不达标

序号	指标名称	指标类型	具 体 内 容	要 求
指标2	手术指征	过程指标	病史中记录手术指征：生命体征不稳定、有输卵管妊娠破裂的症状、有药物治疗禁忌证、治疗失败者，也适用于临床病情稳定、超声提示明显病灶的患者 **分子**：病史中记录手术指征的患者数 **分母**：所有接受手术治疗的患者	100%符合为达标，否则为不达标
指标3	术前检查项目	过程指标	血常规、凝血功能、血型等常规术前检查 **分子**：术前完善上述检查的患者数 **分母**：所有接受手术治疗的患者	100%符合为达标，否则为不达标
指标4	医师资质	过程指标	有医师执业证、具备手术资质的医师执行或监督 **分子**：手术医师符合上述资质的患者数 **分母**：所有接受手术治疗的患者	100%符合为达标，否则为不达标
指标5	手术记录	过程指标	详细描述妊娠部位如输卵管壶腹部、是否有破口、盆腹腔积血情况、对侧输卵管情况 **分子**：手术记录符合上述描述的患者数 **分母**：所有接受手术治疗的患者	100%符合为达标，否则为不达标
指标6	治疗方案的医患沟通	过程指标	替代方案如期待治疗、药物保守治疗可行性及风险的告知 **分子**：术前谈话包含替代方案告知的患者数 **分母**：所有接受手术治疗的患者	100%符合为达标，否则为不达标
指标7	手术方式的医患沟通	过程指标	如选择手术治疗，是否行保守手术应根据患者未来的生育意愿和输卵管的破坏程度而定 **分子**：术前谈话包含手术具体方案告知的患者数 **分母**：所有接受手术治疗的患者	100%符合为达标，否则为不达标

序号	指标名称	指标类型	具　体　内　容	要　求
指标8	保守手术后持续性异位妊娠发生率	结果指标	持续性异位妊娠在输卵管切开取胚术后发生率3.9%~11.0% **分子**：保守手术后发生持续性异位妊娠的患者数 **分母**：所有接受保守手术治疗的患者	＜10% 为达标，否则为不达标
指标9	出院告知	过程指标	书面告知患者每周复查血 hCG 直至正常，如术后 12 d 未下降至术前的 10% 以下，或有异常阴道出血及腹痛，应及时就诊；告知避孕至少 3 个月，优先选择避孕套；再次备孕可先行 HSG 检查、超声监测选择本次输卵管妊娠对侧卵巢排卵时试孕。出院时病理报告尚未出具者，需书面提醒患者及时回访及了解病理结果 **分子**：在出院小结中包含所有上述内容的患者数 **分母**：所有异位妊娠患者	100%为100分，95%~99% 为80分，90%~94%为 60分，＜90%为 0分
指标10	异位妊娠死亡率	结果指标	因异位妊娠休克而死亡属于孕产妇死亡，是衡量卫生事业水平的重要指标。失血性休克的正确处理和及时手术可避免该类死亡 **分子**：因异位妊娠死亡的患者数 **分母**：所有异位妊娠患者	0 为达标，否则为不达标
指标11	异位妊娠休克抢救成功率	结果指标	及时正确处理休克、及时手术并及时完成抢救记录 **分子**：抢救成功的异位妊娠休克患者数 **分母**：所有因异位妊娠休克的患者	100%符合为达标，否则为不达标
指标12	阴性发现手术率	结果指标	未发现明显异位妊娠病灶的手术占所有异位妊娠手术的比例 **分子**：术中未发现明显异位妊娠病灶的患者数 **分母**：所有接受手术治疗的患者	0 为达标，否则为不达标
指标13	贻误手术率	结果指标	应手术时而未手术导致休克的患者占所有异位妊娠患者的比例 **分子**：应手术而未手术导致休克的患者数 **分母**：所有异位妊娠患者	0 为达标，否则为不达标

序号	指标名称	指标类型	具 体 内 容	要 求
指标14	剖宫产切口妊娠处理	过程指标	在孕早期采取适当的手术或药物干预安全地终止妊娠 **分子**：孕早期安全终止妊娠的患者数 **分母**：所有诊断剖宫产切口妊娠的患者	100%符合为达标，否则为不达标

注：本质量指标体系综合医疗机构所有异位妊娠手术患者的诊疗过程和结果，每个质控指标均进行独立评价，体现环节质量控制点的质量水平。

异位妊娠质控病例个案检查表单

长三角地区的异位妊娠质控病例个案检查表单，详见表7-2。

表7-2　质控病例个案检查表单

被检查医院：_____　　　　　住院号：_____

得分（满分100分）：_____　　　　　检查者：_____

项目	分值	检查内容	指标类型	评 分 标 准	扣分	得分
术前质控（50分）	5	病史录入	过程指标	月经史及停经史、临床症状、就诊经过、生育史、手术史、用药史、过敏史、家族史，缺1项扣0.5分，扣完为止		
	5	体格检查	过程指标	全身体格检查包括心率、血压、腹部体征（如压痛、反跳痛、肌紧张）等，妇科检查如外阴、阴道、宫颈、宫体、附件的体征，缺1项扣0.5分，扣完为止		
	5	血（尿）hCG	过程指标	缺如扣5分。如超声提示异位妊娠部位妊娠囊、胚芽、胎心可见，则血（尿）hCG缺如不扣分		
	5	超声	过程指标	缺如扣5分		

项目	分值	检查内容	指标类型	评 分 标 准	扣分	得分
术前质控（50分）	5	其他实验室检查	过程指标	血常规、凝血功能、血型、肝肾功能、电解质等。缺1项扣0.5分，扣完为止		
	5	药物保守治疗规范	过程指标	如不符合适应证，扣5分；如符合适应证但药物剂量等用法不规范，扣3分		
	5	手术时机合理性	过程指标	如手术指征不明确，手术时机不合理，扣5分		
	5	手术方案	过程指标	手术方案及替代方案完善，缺项或者手术方案不规范、替代方案不合理，扣2分，扣完为止		
	5	术前知情同意	过程指标	告知患者不同治疗方案、不同手术途径和术式的风险和益处。未告知，每项扣2分，扣完为止		
	5	评估VTE风险	过程指标	未评估扣5分，未采取相应预防措施，扣3分		
术中质控（20分）	5	医师资质	过程指标	如主刀医师资质不符合，扣5分		
	5	手术安全核查	过程指标	每缺1项扣1分，扣完为止		
	5	手术记录	过程指标	详细描述妊娠部位如输卵管壶腹部、是否有破口、盆腹腔积血情况、对侧输卵管情况，缺1项扣3分，扣完为止		
	5	术中不良事件	过程指标	术中损伤输尿管、膀胱或肠管、操作引起出血>1 000 mL、非计划二次手术，出现即扣5分		
术后质控（30分）	5	复查血hCG	过程指标	术后24~48 h复查1次血hCG，缺如扣5分		
	10	术后病理	过程指标	出院时病理报告尚未出具者，需书面提醒患者及时回访及了解病理结果。缺如扣10分		

项目	分值	检查内容	指标类型	评　分　标　准	扣分	得分
术后质控（30分）	10	随访告知	过程指标	告知患者每周复查血 hCG 至正常；如术后 12 d 未下降至术前的 10%以下，有异常阴道出血及腹痛，应及时就诊。缺项扣 4 分，扣完为止		
	5	健康教育	过程指标	告知避孕至少 3 个月及相关避孕方式；告知再次备孕注意事项等。缺1 项扣 3 分，扣完为止		

注：本表单用于异位妊娠手术病例的个案检查，一个具体病例诊疗完成后，依据本表单进行全面评价，体现各质控环节是否规范。

异位妊娠质控自查表单

长三角地区的异位妊娠质控自查表单，详见表 7-3。

表 7-3　质控自查表单

住院号：＿＿＿＿　　患者姓名：＿＿＿＿　　检查日期：＿＿＿＿　　检查者：＿＿＿＿

项目	检　查　内　容	是	否（相关理由）
EP-1	术前患者一般情况评估		
EP-2	术前体格检查（包括妇科检查）		
EP-3	术前血（尿）hCG 检查		
EP-4	术前超声检查		
EP-5	术前完善血常规等实验室检查		
EP-6	药物保守治疗符合适应证且用法规范		
EP-7	术前评估 VTE 风险		

（续　表）

项目	检　查　内　容	是	否(相关理由)
EP－8	手术指征明确,手术时机合理		
EP－9	告知治疗替代方案		
EP－10	手术人员资质符合要求		
EP－11	术中进行手术安全核查		
EP－12	手术记录应详细描述病灶部位、是否有破口盆腹腔积血、对侧输卵管等情况		
EP－13	术后 24~48 h 复查血 hCG		
EP－14	出院时病理报告尚未出具者,需书面提醒患者及时回访及了解病理结果		
EP－15	出院记录中有注意事项、随访内容及随访时间、健康教育等内容		
EP－16	如发生不良医疗事件,应有记录并上报		

注:本表单用于住院诊疗病历自查或互查,于患者出院后病历定稿前完成。

参考文献

1. 中国优生科学协会肿瘤生殖学分会. 输卵管妊娠诊治的中国专家共识[J]. 中国实用妇科与产科杂志,2019,35(7),780－787.
2. Committee on Practice Bulletins — Gynecology. ACOG Practice Bulletin No. 191：Tubal Ectopic Pregnancy[J]. Obstet Gynecol, 2018, 131(2)：e65－e77.
3. Elson CJ, Salin R, Potdar N, et al. Diagnosis and Management of Ectopic Pregnancy[J]. BJOG, 2016, 123(13)：e15－e55.

8 盆腔器官脱垂

盆腔器官脱垂质控标准

一、本质控标准采用盆腔器官脱垂定量(pelvic organ prolapse-quantification, POP - Q)系统进行分度

盆腔器官脱垂定量评估指示点及定量分期,详见表 8 - 1、表 8 - 2 和表 8 - 3。

表 8 - 1　盆腔器官脱垂定量(POP - Q)评估指示点

指示点	内 容 描 述	范　　围
Aa	阴道前壁中线距处女膜 3 cm 处,相当于尿道膀胱沟处	−3 cm 至+3 cm
Ba	阴道顶端或前穹隆到 Aa 点之间阴道前壁上段中的最远点	在无阴道脱垂时,此点位于−3 cm,在子宫切除术后阴道完全外翻时此点将为+TVL
C	宫颈或子宫切除后阴道顶端所处的最远端	−TVL 至+TVL
D	有宫颈时的后穹隆的位置,提示子宫骶骨韧带附着到近端宫颈后壁的水平	−TVL 至+TVL 或空缺(子宫切除后)
Ap	阴道后壁中线距处女膜 3 cm 处,Ap 与 Aa 点相对应	−3 cm 至+3 cm
Bp	阴道顶端或后穹隆到 Ap 点之间阴道后壁上段中的最远点,Bp 与 Ap 点相对应	在无阴道脱垂时,此点位于−3 cm,在子宫切除术后阴道完全外翻时,此点将为+TVL

表 8-2　盆腔器官脱垂定量分期(POP-Q 分期法)

分　度	内　　　容
0	无脱垂 Aa、Ap、Ba、Bp 均在-3 cm 处,C、D 两点在阴道总长度和阴道总长度-2 cm 之间,即 C 或 D 点量化值<(TVL-2)cm
Ⅰ	脱垂最远端在处女膜平面上>1 cm,即量化值<-1 cm
Ⅱ	脱垂最远端在处女膜平面上<1 cm,即量化值>-1 cm,但<+1 cm
Ⅲ	脱垂最远端超过处女膜平面>1 cm,但<阴道总长度-2 cm, 即量化值>+1 cm,但<(TVL-2)cm
Ⅳ	下生殖道呈全长外翻,脱垂最远端即宫颈或阴道残端脱垂超过阴道总长-2 cm,即量化值>(TVL-2)cm

表 8-3　记录 POP-Q 的 3×3 表格

阴道前壁 Aa	阴道前壁 Ba	宫颈或穹隆 C
阴裂大小 gh	会阴体长度 Pb	阴道总长度 TVL
阴道后壁 Ap	阴道后壁 Bp	阴道后穹隆 D

按照上九宫格记录各点的测量值,推荐诊断:盆底功能障碍前 X 中 X 后 X。(注:X 代表 0~Ⅳ度)

二、盆腔器官脱垂评估及治疗的总体原则

1. 治疗前评估

包括患者意愿、一般情况、病史和体格检查、妇科检查、POP-Q 分期、尿动力学检查、影像学检查、生化检查等综合判断。60 岁以上进行心肺功能评估。对存在内外科并发症患者进行相关专科评估。

1.1　症状评估

1.1.1　脱垂特异性症状:患者可看到或感觉到阴道口有组织脱出,脱垂的程度可随活动量、体位及负重等而变化;宫颈口摩擦、溃疡、出血;分泌物增多。

1.1.2　非特异性症状:盆腔压迫感,腰骶部疼痛,下坠感等。

1.1.3　泌尿系统相关症状:阴道前壁脱垂及子宫脱垂可有排尿困难及不能完全排空膀胱的症状、尿频、尿急时漏尿、咳嗽时或大笑或快步走等出现

漏尿。

1.1.4 肠道症状：阴道后壁脱垂患者可出现排便困难、大便失禁。

1.2 病史

治疗史(保守或手术)，内外科病史，脊髓等神经疾病病史，以及其他疾病手术史，用药及过敏史。应详细记录患者的婚育史，难产史，吸烟史，慢性咳嗽史，便秘史，结缔组织疾病史，配偶情况，以及脱垂的家族史。

1.3 体格检查

1.3.1 妇科检查：外阴、阴道、宫颈、子宫及附件情况等。

1.3.2 盆腔器官脱垂情况：截石位或站立位，也可用窥器检查并在患者用力屏气时对最大脱垂状态下进行测量(POP-Q评分)。

1.4 实验室检查

血尿常规、凝血功能、生化检查等。

1.5 辅助检查

尿动力学检查(建议：合并尿失禁的POP患者、重度前盆腔脱垂的POP患者手术前)，盆腔彩超，泌尿系彩超，盆底MRI(建议：复发患者、POP合并尿失禁、POP术后出现并发症、拟行网片重建术患者)，超声心动图或肺功能(>60岁或合并心肺系统疾病患者)。

1.6 生活质量评估(建议)

盆底功能障碍问卷(PFDI-20)，性生活质量问卷(FISQ-12)。

1.7 疑难复杂患者的多学科联合诊疗(MDT)

对于疑难复杂的POP合并尿失禁患者、术后复发的患者、盆底术后盆腔疼痛保守治疗无效的患者等，需要多学科联合诊疗(MDT)讨论。包括妇科、影像科、肛肠外科、泌尿外科、疼痛科、心理科，以及有严重内外科并发症的患者，同时请内外科，麻醉科等医师团队进行综合评估，多维判断，制订个体化的治疗方案，切实解决患者问题。

2. 治疗原则

根据患者具体情况及脱垂程度制订个体化治疗方案(图8-1)。非手术治疗为所有POP患者一线治疗方法，包括生活方式干预、子宫托治疗、盆底肌锻炼、生物反馈、电刺激、激光治疗等。

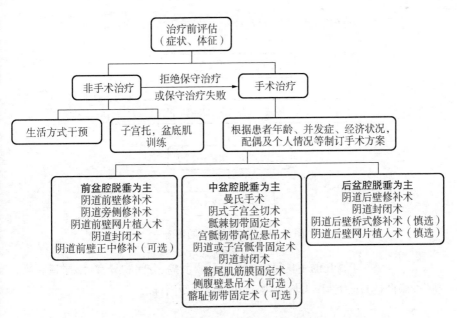

图 8-1 盆腔器官脱垂患者诊疗流程

2.1 非手术治疗

2.1.1 生活方式干预：BMI>30,需减重;治疗便秘和咳嗽,以及戒烟等。

2.1.2 盆底肌锻炼

2.1.2.1 适应证：POP-Q 分期 Ⅰ~Ⅲ期的患者。

2.1.2.2 操作要点：持续收缩盆底肌(即缩肛运动)不少于 3 s,松弛休息 2~6 s,连续做 15~30 min,每天重复 3 遍;或每天做 150~200 次缩肛运动。持续 3 个月或更长时间。

2.1.2.3 注意事项：专业人员指导下进行盆底肌锻炼,可辅助生物反馈、电刺激等。

2.1.3 子宫托治疗

2.1.3.1 子宫托治疗的指征：① 患者倾向于非手术治疗;② 存在严重的内科共存疾病,不能耐受手术治疗;③ 需将手术延迟数周或数月;④ 复发性 POP,且患者倾向于避免再次手术。

2.1.3.2 子宫托的禁忌证：① 局部感染:阴道或盆腔的活动性感染;② 异物暴露:如存在异物(如阴道内网片)等;③ 对子宫托材质过敏;④ 不能遵医嘱随访的患者。

2.1.3.3 子宫托治疗的时间及评价(图 8-2)

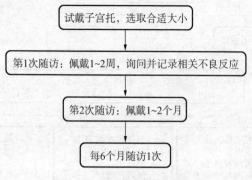

图 8-2 子宫托治疗随访流程

2.3.1.4 子宫托的不良反应:阴道黏膜溃疡、分泌物异常、泌尿道感染、新发(隐匿性)压力性尿失禁、影响性生活及排便困难。

2.2 手术治疗

2.2.1 手术指征:主要适用于非手术治疗失败或者不愿意非手术治疗的有症状的 POP 患者。

2.2.2 手术选择原则:手术分类包括自体组织修补(应用患者自身的支持结构)、使用网片的修补术[用永久性的移植物(如网片)来代替缺损的结构]、封闭性手术(封闭或部分封闭阴道)。手术路径包括经阴道、经腹部(开腹或腹腔镜),或者以上几种方法联合。依据脱垂的程度和部位,手术应该包括阴道前壁、阴道顶端、阴道后壁和会阴体的修补。

2.2.2.1 POP 手术方案:自体组织修补术和使用网片的修补术适用于有症状的 POP 患者;封闭性手术适用于不能耐受手术或今后无性生活需求的患者,大于 70 岁有手术指征且无性生活需求的患者。合并有压力性尿失禁(SUI)或肛门失禁,POP 修补术可与抗失禁手术治疗相结合。

2.2.2.2 以前盆腔脱垂为主:阴道前壁修补术,阴道旁侧修补术,阴道前壁网片植入术,阴道封闭术,阴道前壁正中修补(可选)。

2.2.2.3 以中盆腔脱垂为主:曼氏手术,阴式子宫全切术,骶棘韧带固定术,髂尾肌筋膜固定术,宫骶韧带高位悬吊术,阴道或子宫骶骨固定术,阴道封闭术,还可选新兴术式,如侧腹壁悬吊术及髂耻韧带固定术。

2.2.2.4 以后盆腔脱垂为主:阴道后壁修补术,阴道封闭术,慎选阴道后

152

壁桥式修补术及阴道后壁网片植入术。

手术方案的选择要根据患者的脱垂程度、脱垂部位、年龄、性生活需求、并发症、经济条件、主观意愿等制订个体化的治疗方案。

3. 家属谈话

术前需要充分与患者及家属沟通,详细告知相应治疗方案及各治疗方案的利弊,替代方案,如能够保守治疗是否还选择手术治疗;是否使用网片等植入物;手术方式选择微创还是开腹;微创是选择经腹还是经阴道;选择单孔或多孔腹腔镜;腹腔镜或机器人辅助腹腔镜等方式;各种手术方式的利弊、复发率、并发症等。

4. 术前静脉血栓栓塞(VTE)风险评估

根据患者年龄、既往病史、拟行手术方式等进行深静脉血栓栓塞风险因素评分。

5. 加速康复外科(ERAS)准备(建议)

术前禁食至少6 h,术前2 h可服用碳水化合物饮料等清流质。

三、术中质控

1. 麻醉

根据手术方式选择全身麻醉或硬膜外麻醉,如开腹手术则可联合硬膜外麻醉或腰麻。

2. 手术安全核查

术前手术医师、麻醉医师、手术护士三方对患者进行核查。

3. 并发症上报

如出现术中出血,输尿管、膀胱、肠管、神经损伤等器官损伤等,及时填报医疗安全事件上报表,汇报科主任及医务科等。

4. 抗菌药物的选择与使用时机

术前预防性应用抗菌药物的种类为第一、二代头孢菌素,也可联合应用硝基咪唑类抗生素;头孢过敏患者可根据情况选择其他抗生素。手术预防性使用抗菌药物的用药时间应在术前 0.5~1 h 进行,抗菌药物的有效覆盖时间应包括手术过程和术后 4 h,若手术时间≥3 h,或失血量≥1 500 mL,应加用 1 次抗菌药物。术后根据患者具体情况及临床经验调整抗菌药物。

5. VTE 预防

根据 VTE 评分,评分≥3 分,术中可行双下肢充气压力泵。

6. 术中补液

控制术中补液出入量,注意术中补液晶胶体比例,维持患者术中出入量平衡,避免肺水肿等,特别是老年患者。

7. 术中体温

调控室温,进行患者术中体温护理,避免过低。

8. 更改手术方案

术中如发生任何手术方式、手术入路、手术范围的改变,需及时和患者家属沟通。如术中请泌尿外科、普外科等会诊协助诊治,进行相关手术治疗,也需要及时告知患者家属。

9. 手术记录

正确书写及完整描述手术过程。

四、术后质控

1. 营养支持

根据患者术中和肠道恢复情况,给予相应的支持治疗。

2. 术后镇痛

术后给予镇痛泵、止痛药等镇痛处理,促进快速康复。

3. 植入物登记

使用网片等植入物的患者术后应有植入物的登记处等级备案。

4. VTE 预防

根据 VTE 评分,术后采取相应的预防措施。

5. 心理干预

与患者及家属沟通,进行心理干预和健康教育,可建立盆底术后管理相关随访群(建议),增强患者依从性与康复信心。

6. 出院标准

患者生命体征平稳,无不适主诉。行抗尿失禁手术的患者残余尿<100 mL。

7. 平均住院天数及费用

控制患者平均住院天数及相关费用。

8. 满意度

填写患者住院满意度调查表。

9. 治疗后随访

强调盆腔器官脱垂患者治疗后长期管理。治疗后需要长期随访,在病程记录、出院小结记录中,有明确告知盆腔器官脱垂患者治疗后随访,以及相关随访时限要求和主要随访检查项目等信息(图 8-3)。

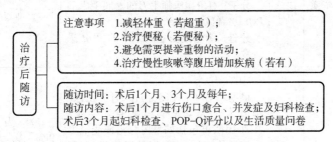

图 8-3 治疗后随访相关事项

参考文献

1. 中华医学会妇产科学分会妇科盆底学组:盆腔器官脱垂的中国诊治指南(2020 年版)[J]. 中华妇产科杂志,2020,55(5):300-305.

2. 中华医学会妇产科学分会妇科盆底学组. 女性压力性尿失禁诊断和治疗指南(2017)[J]. 中华妇产科杂志,2017,52(5)：289-293.

3. NICE Guidance — Urinary incontinence and pelvic organ prolapse in women：management：(c) NICE (2019) Urinary incontinence and pelvic organ prolapse in women：management[J]. Bju Int, 2019, 123(5)：777-803.

4. Pelvic Organ Prolapse：ACOG Practice Bulletin, Number 214[J]. Obstet Gynecol, 2019, 134(5)： e126-e142.

盆腔器官脱垂手术治疗：医疗机构质控核心目标

长三角地区的盆腔器官脱垂手术治疗：医疗机构质控核心目标,详见表8-4。

表8-4 医疗机构质控核心目标

序号	指标名称	指标类型	具 体 内 容	要 求
指标1	医师资质	过程指标	医院需实行手术分级考核制度,主刀医师需受过妇科内分泌专业培训、考核有三或四级盆底手术资质 **分子**：有资质医师主刀的盆底手术的POP 患者数 **分母**：所有接受盆底手术的POP 患者数	100% 符合为达标,否则为不达标
指标2	疑难患者MDT	过程指标	MDT 团队： 根据患者不同需求创建 MDT 团队,组成人员应≥3 个相关专业专家。MDT 团队可包括妇科内分泌或受过专业培训的妇科专家,以及影像学、肛肠外科、泌尿外科、物理治疗、疼痛科、心理学专家等 需 MDT 的 POP 患者至少包括以下1 项： 1. 有生育要求的年轻 POP 患者	100% 为 100 分,91%~99% 为 90 分,81%~90% 为 80 分,每降低 10% 扣10 分,以此类推

序号	指标名称	指标类型	具　体　内　容	要　求
指标2	疑难患者MDT	过程指标	2. 盆底重建术后复发的患者 3. 合并尿失禁治疗失败的 POP 患者 4. 盆底术后盆腔疼痛，保守治疗无效的患者 5. 复杂的尿失禁患者 **分子**：MDT 团队进行治疗干预的 POP 患者数 **分母**：所有需要有 MDT 治疗干预的 POP 患者数	
指标3	术前评估完整率	过程指标	1. 血尿常规、凝血功能、生化检查 2. 宫颈细胞学和（或）HPV 3. 心电图、X 线胸片或胸部 CT 4. 盆腔彩超，妇科泌尿超声 5. 心肺功能（>60 岁，或合并心肺系统疾病） 6. 尿动力学检查（建议：合并尿失禁的 POP 患者，POP 术前有尿动力学检查报告加分 10 分） **分子**：术前完成以上评估的 POP 患者数 **分母**：所有接受手术的 POP 患者数	缺 0 项为 100 分，缺 1 项为 90 分，缺 2 项为 80 分，缺 3 项及以上为 0 分
指标4	使用网片的指征	过程指标	骶骨固定术适用于有穹隆脱垂的 POP-Q Ⅱ度以上，POP 术后顶端复发的患者（有症状，且 POP-Q≥Ⅱ度），初治的中盆腔缺陷为主 POP-Q Ⅲ度以上。经阴道植入网片适用于 POP 术后复发的患者（有症状的Ⅱ度及以上），60 岁以上重度 POP（阴道前壁膨出为主）的初始患者，特别是不能耐受经腹手术，年轻、性生活活跃的患者慎重选择，术前有慢性盆腔或性交痛的患者不宜选择经阴道网片植入术 **分子**：符合上述要求的已行网片植入术 POP 患者数 **分母**：所有行网片植入术的患者数	100% 为达标，否则为不达标

157

序号	指标名称	指标类型	具　体　内　容	要　求
指标 5	手术记录	结构指标	完整记录手术过程,手术名称与手术过程相符 **分子:**符合要求的 POP 手术患者数 **分母:**所有接受手术的 POP 患者数	100% 符合为达标,否则为不达标
指标 6	植入物登记	结构指标	使用网片的盆底重建术,术后需有植入物登记表及相应条码 **分子:**已登记的网片植入物的 POP 患者数 **分母:**所有行网片植入的 POP 患者数	100% 符合为达标,否则为不达标
指标 7	抗菌药物使用规范率	过程指标	预防性应用抗菌药物选择与使用的规范率: 1. 术前预防性应用抗菌药物的种类为第一、二代头孢菌素(也可联合应用硝基咪唑类抗生素),对头孢过敏患者可根据情况选择其他抗生素 2. 手术预防性使用抗菌药物时间控制在术前 0.5~1 h 内或麻醉开始时给药 3. 手术时间 ≥ 3 h,或失血量 ≥ 1 500 mL,应加用 1 次抗菌药物 4. 术后根据患者具体情况及临床经验调整抗菌药物使用 **分子:**预防性抗菌药物选择与使用规范的 POP 手术患者 **分母:**所有使用抗菌药物的 POP 手术患者数	100% 符合为达标,否则为不达标
指标 8	病理报告规范率	过程指标	详细的病理资料包括以下项目: 1. 病理申请单 2. 病史记载术后病理结果,并有相应处理 **分子:**病理资料完善的 POP 手术患者数 **分母:**所有接受手术并有病理标本的 POP 患者数	100% 为 100 分,95%~99% 为 80 分,90%~94% 为 60 分,<90% 为 0 分

序号	指标名称	指标类型	具　体　内　容	要　求
指标9	术后随访的宣教率	结构指标	术后随访时间间隔及随访内容的告知,告知健康宣教内容的患者比例 **分子**:术后进行书面宣教的POP患者数 **分母**:所有行手术治疗的POP患者数	100%为100分,90%~99%为80分,80%~90%为60分,<80%为0分
指标10	术后30 d内随访率及并发症发生率	结构指标	术后30 d内按要求随访,并获取术后30 d并发症的发生率 **分子**:术后30 d内接受随访的POP患者数 **分母**:所有接受手术的POP患者数	100%完成为达标,否则为不达标
指标11	术后复发率	结果指标	术后2年内复发率 **分子**:术后2年出现复发的患者数 **分母**:术后2年所有对应的POP患者数	网片植入术≤10%为达标,或自体组织修补术≤30%为达标,或阴道半封闭术≤5%为达标;否则不达标
指标12	术后长期随访率	结果指标	术后5年按规范随访的患者数占总的POP患者数,为随访率 **分子**:术后5年内按规范随访的POP患者数 **分母**:术后5年内的POP患者数	≥70%为100分,≥50%为60分,<50%为0分

注:本质量指标体系综合医疗机构所有盆腔器官脱垂手术患者的诊疗过程和结果,每个质控指标均进行独立评价,体现环节质量控制点的质量水平。

盆腔器官脱垂质控病例个案检查表单

长三角地区的盆腔器官脱垂质控病例个案检查表单,详见表8-5。

表 8-5　质控病例个案检查表单

被检查医院：＿＿＿＿＿＿＿＿＿＿　　　　住院号：＿＿＿＿＿＿＿

得分(满分 100 分)：＿＿＿＿＿＿＿　　　检查者：＿＿＿＿＿＿＿

项目	分值	检查内容	指标类型	评 分 标 准	扣分	得分
术前质控(40分)	5	病史录入	过程指标	婚育史、分娩史、内外科并发症、手术史、用药史、过敏史、咳嗽史、吸烟史、便秘史、难产史、新生儿出生体质量、重体力劳动史，缺 1 项 0.5 分，扣完为止		
	5	体格检查	过程指标	完整的全身体格检查、妇科检查、POP-Q 评分，缺 1 项 0.5 分，扣完为止		
	5	实验室检查	过程指标	生化 7 项、血尿常规、凝血功能。缺 1 项扣 0.5 分，扣完为止		
	2	尿动力学检查	过程指标	推荐(有条件的医院，合并尿失禁的 POP 患者，拟行手术的前盆腔重度脱垂 POP 患者)。没做不扣分，做的总分加 2 分		
	3	影像学评估	过程指标	X 线胸片或胸部 CT、盆腔彩超、妇科泌尿超声，缺 1 项扣 1 分，扣完为止		
	3	诊断准确	过程指标	按照盆底功能障碍疾病前 X 中 X 后 X，不规范扣 3 分		
	3	围手术期风险评估	过程指标	年龄>60 岁、内科并发症患者相应内科疾病会诊并记录，包括：心肺功能评估、糖尿病围手术期血糖管理、高血压围手术期血压管理、VTE 评估。缺 1 项扣 1 分，扣完为止		
	6	术前讨论及小结	过程指标	手术指征明确、手术方案及替代方案完善，缺 1 项扣 2 分，扣完为止		
	5	术前知情同意	过程指标	告知患者不同治疗方案、不同手术途径和术式的风险和益处。手术方案不规范、替代方案不合理，每项扣 1 分，扣完为止		
	3	植入物告知书	结构指标	告知植入材料名称、价格及相关的不良反应，缺项扣 3 分		

项目	分值	检查内容	指标类型	评分标准	扣分	得分
术中质控（30分）	5	预防性抗菌药物的选择与使用时机	过程指标	术前预防性抗菌药物使用时机不准确,扣2.5分;术中未按要求加用抗菌药物(无具体说明),扣2.5分		
	5	术中改方案	过程指标	术中更改手术方案需有合理解释,同时征得患方知情同意,否则扣5分		
	5	手术名称与手术过程是否一致	过程指标	手术名称与手术过程不一致,扣5分		
	15	术中不良事件	过程指标	术中损伤输尿管、膀胱或肠管,术中出血>1 000 mL,非计划二次手术等,每项5分,扣完为止		
术后质控（30分）	8	术后病理报告	结果指标	病理资料完善;缺1项扣4分,扣完为止		
	4	术后植入物登记	结构指标	术中行网片植入的患者应有植入物登记,否则扣4分		
	4	术后VTE等预防	过程指标	未做VTE评估者及VTE的预防,各扣2分,扣完为止		
	5	提供患者健康教育	结果指标	病例记录中未提供健康教育者(包括术后注意事项、生活方式指导、性健康指导),每缺1项扣1分,扣完为止		
	3	切口甲级愈合	结果指标	出院时,切口未达甲级愈合者,扣3分		
	6	术后随访	结果指标	出院记录未告知随访原则,扣3分;无随访登记,扣3分		

注:本表单用于盆腔器官脱垂手术病例的个案检查,一个具体病例诊疗完成后,依据本表单进行全面评价,体现各质控环节是否规范。

盆腔器官脱垂质控自查表单

长三角地区的盆腔器官脱垂质控自查表单,详见表8-6。

表8-6 质控自查表单

住院号:＿＿＿＿＿ 患者姓名:＿＿＿＿＿ 检查日期:＿＿＿＿＿ 检查者:＿＿＿＿＿

项目	检 查 内 容	是	否(相关理由)
POP-1	术前患者一般情况评估		
POP-2	术前体格检查(妇科检查)		
POP-3	术前POP-Q评分		
POP-4	术前进行影像学评估		
POP-5	术前尿动力学评估(选择)		
POP-6	手术指征明确		
POP-7	手术方案合理规范		
POP-8	告知治疗替代方案		
POP-9	术中进行手术安全核查		
POP-10	术中更改手术方案及时征得患方同意		
POP-11	应用预防性抗菌药物,手术超过3 h有加用抗菌药物		
POP-12	术中使用网片,植入物登记		
POP-13	术后确认病理资料并记录		
POP-14	进行VTE评估,实施相关预防措施		
POP-15	发生不良医疗事件,有记录并上报		
POP-16	出院记录中有注意事项、随访内容及随访时间		

注:本表单用于住院诊疗病历自查或互查,于患者出院后病历定稿前完成。

9 排卵障碍性异常子宫出血

****

排卵障碍性异常子宫出血质控标准

一、诊断依据

1. 病史

1.1 现病史

包括患者年龄、月经史、婚育史、有无生育要求及避孕措施;异常子宫出血(AUB)的起始时间、发病原因、异常模式、病情演变、并发症状、治疗经过及既往检查结果;既往服药史及效果。排除妊娠相关疾病;排除医源性 AUB。

1.2 既往史

是否有引起 AUB 的全身性或生殖系统的器质性病变。

1.3 家族史

直系亲属的健康状况,包括月经情况、生育状况,以及是否存在代谢性疾病、肿瘤等。

2. 体格检查

初诊时必须查体,尤其对于急性 AUB 及疗效不满意者。

2.1 全身体格检查

生命体征、身高、体质量、腰围、皮肤黏膜颜色、有无皮肤瘀斑或色素沉着、有无甲状腺肿大、有无多毛、有无溢乳、有无盆腹腔包块、盆腹部是否压痛等。

2.2 妇科检查

有性生活史者均应经阴道妇科检查,以确定出血来源,排除宫颈、阴道及盆腔病变;无性生活史者经直肠—腹部检查,以排除盆腔异常情况。

3. 辅助检查

主要目的是鉴别诊断和确定病情的严重程度及是否有并发症。

3.1 血常规

了解患者有无贫血及凝血功能情况。

3.2 凝血功能

用于疑似血液系统疾病致 AUB 的患者。

3.3 尿妊娠试验或血 hCG 检测

排除妊娠相关疾病。

3.4 盆腔超声检查

排除生殖器官结构性病变。

3.5 基础体温测定

判断有无排卵,以及评估排卵后的黄体功能。

3.6 生殖内分泌测定

月经周期规律者,月经来潮的 5 d 内(早卵泡期)测定基础生殖内分泌情况[卵泡刺激素(FSH)、黄体生成素(LH)、催乳素(PRL)、雌二醇(E_2)、睾酮(T)和(或)抗米勒管激素(AMH)];下次月经前 5~9 d(相当于黄体中期)测定血清孕激素(P),评估是否有排卵。月经周期不规律者可在就诊当天抽血检测,有助于分析无排卵的病因。建议同时测定甲状腺功能。

3.7 诊断性刮宫

对长期不规律子宫出血、有子宫内膜癌高危因素(如高血压、肥胖、糖尿病等)、超声检查提示子宫内膜过度增厚且回声不均匀、药物疗效不满意者应行刮宫后病理学检查。对于大量出血及药物治疗不满意的患者,可随时刮宫,快速止血同时除外子宫内膜病变;为了解有无排卵或黄体功能,应选择在月经来潮前 1~2 d 或月经来潮 6 h 内刮宫;为明确是否为子宫内膜不规则脱落,需在月经第 5 天刮宫。

3.8 宫腔镜检查

可在直视下评估宫颈管、宫腔及子宫内膜情况,在可疑病变处取组织做病理学检查,该方法比盲取的诊断率高。

二、诊断标准

1. 排卵障碍性异常子宫出血(AUB－O)的诊断范围

1.1 限定于生育期非妊娠女性

青春期前、绝经后、妊娠及产褥相关的出血均不在此诊断范围。

1.2 出血源自宫腔

出现月经周期(21~35 d)、规律性(近1年月经周期的变化<7 d)、经期(2~7 d)和自觉经量的改变。

2. AUB 的病因分类(PALM－COEIN 分类系统)

该系统由两大类9个亚型组成,每个字母代表一个 AUB 病因的英文首字母,即息肉(polyp, P)、子宫腺肌病(adenomyosis, A)、平滑肌瘤(leiomyoma, L)、恶性肿瘤和增生(malignancy and hyperplasia, M)、凝血病(coagulopathy, C)、排卵功能障碍性(ovulatory dysfunction, O)、子宫内膜性(endometrial, E)、医源性(iatrogenic, I)及未分类(not yet classified, N)。

3. AUB－O 的诊断

3.1 无排卵性 AUB 的诊断

月经周期、规律性、经期、经量改变;排除引起 AUB 的器质性病变;基础体温单相型。此外,依据排卵障碍病因不同,患者可伴有痤疮、多毛、肥胖、溢乳等症状。

3.2 排卵功能障碍性 AUB 的诊断

患者有排卵,有可辨认的月经周期,但黄体功能异常。主要包括:① 黄体功能不全;② 子宫内膜不规则脱落(黄体萎缩不全);③ 围排卵期出血。

3.2.1 黄体功能不全的诊断标准:月经周期缩短,或月经周期虽在正常范围内,但卵泡期延长,黄体期缩短;不孕或早期流产史;未发现引起 AUB 的器质性病变;基础体温双相型,但高温相小于12 d;子宫内膜活检显示分泌反应至少落后2 d。

3.2.2 黄体萎缩不全的诊断标准:临床表现为月经周期正常、经期延长、经量增多;基础体温呈双相型,但下降缓慢;在月经第5~6天行诊断性刮宫,病理学检查仍能见到呈分泌反应的内膜,且与出血期及增殖期内膜并存。

3.2.3 围排卵期出血的诊断标准:月经周期、经期、经量正常,月经中期出现阴道少量出血;基础体温呈双相型。

三、治疗规范

1. 根据病因进行治疗

结合病史、查体、辅助检查,根据 PALM－COEIN 分类系统,寻找导致 AUB

的具体病因,针对性治疗。

2. AUB－O 的治疗原则

急性出血期尽快止血,维持生命体征稳定,纠正贫血,必要时给予输液、输血等支持治疗;血止后调整月经周期,预防子宫内膜增生和 AUB 复发;有生育要求者行促排卵治疗;完成生育后应长期随访。

2.1 出血期止血

青春期和育龄期 AUB 推荐孕激素内膜脱落法或短效口服避孕药止血法;绝经过渡期应警惕子宫内膜病变,推荐将诊断性刮宫或宫腔镜检查、子宫内膜病理学检查作为首次止血的治疗选择,止血治疗推荐使用孕激素内膜脱落法或高效合成孕激素内膜萎缩法。对大量出血患者,应在激素治疗的 6 h 内见效,24~48 h 内出血基本停止,若 96 h 仍无法止血,应考虑存在器质性病变可能。为尽快止血采用较大剂量激素药物时,应及时合理调整剂量,治疗过程应严密观察,以免因药物应用不当引起医源性并发症。

2.1.1 孕激素:其止血机制是使雌激素作用下持续增殖的子宫内膜转化为分泌期,停药后内膜脱落较完全,故又称"子宫内膜脱落法"或"药物性刮宫"。适用于体内已有一定雌激素水平,血红蛋白>90 g/L、生命体征稳定的患者。因近期停药后必然会有撤退出血,故不适用于严重贫血患者。具体用法:地屈孕酮片 10 mg,口服,每天 2 次,共 10 d;孕酮 20~40 mg,肌内注射,每天 1 次,共 3~5 d;醋酸甲羟孕酮(MPA)6~10 mg,口服,每天 1 次,共 10 d。停药后 1~3 d 可发生撤退性出血,约 1 周内血止。此方法适用于各年龄段 AUB－O 的止血。

2.1.2 短效复方口服避孕药(COC):目前应用的是第 3~4 代短效口服避孕药,如炔雌醇环丙孕酮,屈螺酮炔雌醇片 I、II 等。使用方法为 1 片/次,急性大量出血使用 2~3 次/天,淋漓出血多使用 1~2 次/天,大多数出血可在 1~3 d 完全停止。血止 3 d 后每 3~7 d 减 1 片,直至 1 片/天。维持该剂量至血红蛋白基本正常,希望月经来潮时停药即可。严重、持续、无规律出血建议连续用短效 COC 3 个月等待贫血纠正。此方法禁用于有避孕药禁忌证的患者。

2.1.3 孕激素内膜萎缩法:高效合成孕激素可使内膜萎缩,达到止血目的,此法不适用于青春期患者。出血量较多时,炔诺酮首剂量为 5 mg,每 8 h 1 次,待血止 2~3 d 后每隔 3 d 递减 1/3 量,直至维持量为 5.0 mg/d,维持该剂量至血红蛋白正常,希望月经来潮时停药即可,停药后 3~7 d 发生撤退性出血。也可用甲羟孕酮 10~30 mg/d 或左炔诺孕酮 1.5~2.25 mg/d,血止后按同样原则减量。

2.1.4 促性腺激素释放激素激动剂(GnRH-a):通过抑制 FSH 和 LH 分泌,降低雌激素至绝经后水平,因此可用于止血。若应用 GnRH-a 治疗>3 个月,推荐雌激素反向添加治疗,可从注射第 2 针时启用反向添加治疗。

2.1.5 诊断性刮宫术:可迅速止血,并具有诊断价值,可确认是否有恶性病变。对于绝经过渡期及病程长的育龄期患者应首选;对于近期已行诊断性刮宫及子宫内膜病理学检查、已排除恶性或癌前病变者不必反复刮宫。对未婚无性生活史青少年除非高度怀疑内膜病变,不应轻易行诊断性刮宫术,仅适用于大量出血且药物治疗无效需立即止血或检查子宫内膜病理者。对于超声提示宫腔内异常者可在宫腔镜下刮宫,以提高诊断率。

2.2 调整周期

2.2.1 孕激素定期撤退法:建议使用对下丘脑—垂体—卵巢(HPO)轴无抑制或抑制较轻的天然孕激素或地屈孕酮。可于撤退性出血第 12 天起,使用地屈孕酮 10 mg/d 或微粒化孕酮 200 mg/d,用药 14 d;或者于撤退性出血第 16 天起,使用地屈孕酮 20 mg/d 或微粒化孕酮 300 mg/d,用药 10 d。酌情应用 3~6 个周期。适用于各年龄段 AUB 患者。

2.2.2 短效 COC:可很好地控制周期,尤其适用于月经量多、痛经、痤疮、多毛、经前紧张综合征,特别是有避孕需求的患者。一般在止血并撤退性出血后,周期性使用口服避孕药 3~6 个周期,无生育要求的生育年龄和部分青春期患者排除禁忌证后建议长期应用。

2.2.3 雌孕激素序贯法:在少数青春期或生育期患者,如孕激素治疗后不出现撤退性出血,考虑可能为内源性雌激素水平不足;或绝经过渡期有雌激素缺乏症状的患者,可考虑使用雌孕激素序贯治疗,亦可使用复合制剂,如戊酸雌二醇或雌二醇环丙孕酮片、雌二醇或雌二醇地屈孕酮片。

2.2.4 左炔诺孕酮宫内缓释系统(levonorgestrel-releasing intrauterine system,LNG-IUS):其治疗机制为宫腔内局部定期释放低剂量孕激素(LNG 20 μg/d),避孕同时长期保护子宫内膜、显著减少出血量;由于外周血中的药物浓度很低,对全身的不良反应较小。适用于无生育需求的育龄女性和围绝经期女性。

总之,孕激素定期撤退法适用于各年龄段的 AUB-O 患者;短效 COC 适用于除有禁忌证以外的生育年龄和部分青春期 AUB - O 的周期调整;LNG - IUS 可长期、有效保护子宫内膜、显著减少月经出血量,并有安全可靠的避孕效果,适用于长期无生育要求的育龄期和围绝经期女性,尤其适用于经量过多者。

2.3 有生育要求者促排卵治疗

经调整月经周期后无自发排卵的备孕患者,可考虑药物诱发排卵。一线药物包括氯米芬、来曲唑;如一线药物无效,可考虑应用二线药物,如促性腺激素,治疗方案包括单用二线药物或与氯米芬(或来曲唑)联合使用。青春期患者不应采用促排卵药物调整月经周期。

2.4 排卵功能障碍性 AUB

2.4.1 黄体功能不全

2.4.1.1 补充孕激素:于排卵后开始,使用地屈孕酮 10~20 mg/d,或微粒化孕酮 200~300 mg/d,用药 10~14 d;或孕酮 10~20 mg,肌内注射,应用 10 d。

2.4.1.2 有生育要求者:可采用促排卵治疗,以改善卵泡发育和黄体功能。可采用氯米芬、来曲唑及尿促性腺激素(hMG)。在卵泡成熟后,给予人绒毛膜促性腺激素(hCG)5 000~10 000 U 1 次肌内注射,促进月经中期 LH 峰形成。hCG 有类似 LH 的作用,也可在基础体温上升后开始,隔天肌内注射 1 000~2 000 U,共 5 次,以刺激黄体功能。

2.4.1.3 无生育要求者:可口服短效避孕药 3~6 个周期,无生育要求的生育年龄和部分青春期患者排除禁忌证后可长期应用。

2.4.2 黄体萎缩不全

2.4.2.1 补充孕激素:排卵后 1~2 d 或下次月经来潮前 10~14 d 开始,口服孕激素如地屈孕酮、微粒化孕酮、甲羟孕酮,或者肌内注射孕酮。补充孕激素后激素撤退,子宫内膜剥脱出血,月经期会明显缩短。另外,应用 hCG 有利于促进黄体功能。

2.4.2.2 口服避孕药:可很好地控制月经周期,尤其适用于有避孕需求的患者。一般周期性使用口服避孕药 3~6 个周期,无生育要求的患者和部分青春期患者排除禁忌证后可长期应用。

2.4.3 围排卵期出血:建议先对患者进行 1~2 个周期的观察,测定基础体温,明确出血类型,排除器质性病变,再进行干预。

2.4.3.1 对症治疗:可给予止血对症治疗。

2.4.3.2 口服避孕药:可应用 3~6 个周期。

2.5 对于使用甾体激素的患者

要严密随访血栓相关风险,并充分告知患者治疗过程中需要定期体检。

甾体激素治疗禁忌证:已知或怀疑妊娠、原因不明的阴道出血、已知或可疑乳腺癌、已知或可疑激素依赖性恶性肿瘤、最近6个月内有活动性静脉或动脉血栓栓塞性疾病、严重肝肾功能不全、患脑膜瘤(禁用孕激素)等。

2.6 其他治疗

2.6.1 支持治疗:出血期间应加强营养和充分休息,避免过度劳累和剧烈运动。止血药包括西药氨甲环酸、中药等;出血严重时可补充凝血因子以改善凝血功能,如输注纤维蛋白原、血小板、新鲜冻干血浆或新鲜血;对中重度贫血患者在上述治疗的同时,可给予铁剂和叶酸治疗,必要时输血;对出血时间长、贫血严重、抵抗力差或有合并感染临床征象者,应及时应用抗生素。

2.6.2 手术治疗:对于药物疗效不佳或有药物禁忌、无生育要求的患者,尤其是不易随访的年龄较大者、病理为癌前期病变或癌变者,应考虑手术治疗。根据病情酌情选用子宫内膜去除术、子宫全切术或子宫动脉栓塞术。

排卵障碍性异常子宫出血治疗:医疗机构质控核心目标

长三角地区的排卵障碍性异常子宫出血治疗:医疗机构质控核心目标,详见表9-1。

表9-1 医疗机构质控核心目标

序号	指标名称	指标类型	具 体 内 容	要 求
指标1	医师资质	过程指标	接受过生殖内分泌知识和临床实践培训,并考核合格的妇科医师(各单位自行设立考核标准) **分子:**有资质诊治异常子宫出血的医师 **分母:**参与诊治异常子宫出血的医师	100%为达标,否则为不达标

序号	指标名称	指标类型	具 体 内 容	要　求
指标2	确诊前评估项目完整率	过程指标	确诊前需评估以下项目： 1. 月经异常的主诉、病史 2. 体格检查，包括全身检查和妇科检查 3. 血常规、尿妊娠试验或血hCG、凝血功能、生殖内分泌激素检查、肝肾功能 4. 妇科超声检查 5. 排卵功能的评估 6. 必要时诊断性刮宫 **分子：**确诊前已评估项目 **分母：**确诊前需评估项目	80%以上符合为达标，否则为不达标
指标3	诊疗方案	过程指标	根据患者的临床症状确定个体化诊疗方案 1. 对于 AUB 患者，进行正确的病因学分类 2. 对于有明确器质性原因引起的 AUB，给予正确的纠因治疗 3. 出血者给予规范的止血治疗 4. AUB－O 已止血患者，给予规范的调整周期治疗 5. 有生育要求的患者，给予排卵功能恢复的判定 6. 有生育要求而无排卵的患者，给予规范的诱导排卵治疗 7. 有继发贫血或感染患者，给予针对性治疗 **分子：**根据患者异常的临床指标已执行的诊疗方案 **分母：**根据患者异常的临床指标应执行的诊疗方案	根据患者异常的临床指标制订的诊疗方案的执行率：80%～100%为 100 分，50%～80%为 80 分，<50%为 0 分
指标4	疑难 AUB 患者 MDT 治疗率	过程指标	MDT 团队： 根据患者不同需求创建 MDT 团队，组成人员应≥3 个相关专业专家。MDT 团队包括妇产科、影像学、内分泌、生殖医学、血液科专家等	100% 为 100 分，91%～99% 为 90 分，81%～90% 为 80 分，每降低 10% 扣 10 分，以此类推

170

序号	指标名称	指标类型	具　体　内　容	要　求
指标4	疑难 AUB 患者 MDT 治疗率	过程指标	需 MDT 的 AUB 患者至少包括： 1. 疑难 AUB 患者 2. 门诊标准方案疗效差的患者 3. 合并乳腺癌或可疑乳腺癌，血管性血友病、免疫性血小板减少症、血小板功能障碍等血液系统疾病，血栓性疾病及严重肝肾功能疾病的患者 4. 合并子宫内膜癌，要求保留生育功能的患者 **分子**：由 MDT 团队进行治疗干预的 AUB 患者数 **分母**：所有需要由 MDT 团队进行治疗干预的 AUB 患者数	
指标5	疗效指标	结果指标	止血效果： 　对大量出血者，应在激素治疗的 6 h 内见效，24～48 h 内出血基本停止，若 96 h 仍不止血，应有排查器质性病变的进一步检查。 **分子**：治疗后止血达标患者数 **分母**：所有止血治疗患者数	100% 为达标，否则为不达标
指标6	治疗过程中药物不良反应发生率	结果指标	用药后主要的不良反应发生率（治疗半年内），包括： 1. 肝功能损伤 2. 深静脉血栓栓塞 3. 重度、极重度卵巢过度刺激综合征 **分子**：治疗过程中发生以上药物不良反应的 AUB 患者数 **分母**：进行药物治疗的患者数	1. 药物性肝损伤发生率：<4% 为 100 分，4%～5% 为 80 分，5%～6% 为 60 分，>6% 为 0 分 2. 深静脉血栓栓塞发生率：<0.03% 为 100 分，0.03%～0.04% 为 80 分，0.04%～0.05% 为 60 分，>0.05% 为 0 分 3. 重度、极重度卵巢过度刺激综合征发生率：<1% 为达标，否则为不达标

序号	指标名称	指标类型	具 体 内 容	要　求
指标7	疾病相关并发症控制率	结果指标	AUB 诊疗过程中,需积极防治疾病本身可能引起的并发症,主要包括: 1. 继发性重度贫血 2. 子宫内膜病变 **分子:**治疗过程中发生并发症的 AUB 患者数 **分母:**进行药物治疗的 AUB 患者总数	1. 继发性重度贫血:<1.3% 为达标;≥1.3% 为不达标 2. 子宫内膜病变发生率: （1）不伴不典型增生的子宫内膜病变发生率(4 年内)<1% 为达标;≥1%为不达标 （2）伴不典型增生的子宫内膜病变发生率(4 年内)<8% 为达标;≥8%为不达标
指标8	长期管理的医患沟通率	结果指标	建议所有 AUB 患者建立电子档案,并接受长期管理,告知长期随访内容及随访时间节点 **分子:**进行书面宣教,告知随访时间间隔、随访内容的 AUB 患者数 **分母:**所有治疗干预的 AUB 患者数	100% 为 100 分,91% ~ 99% 为 90 分,81%~90% 为 80 分,每降低 10% 扣 10 分,以此类推

注：本质量指标体系综合医疗机构所有排卵障碍性异常子宫出血治疗患者的诊疗过程和结果,每个质控指标均进行独立评价,体现环节质量控制点的质量水平。

参考文献

1. 中华医学会妇产科学分会妇科内分泌学组.异常子宫出血诊断与治疗指南[J].中华妇产科杂志,2022,57(7):481-490.

2. 中华医学会妇产科学分会绝经学组.围绝经期异常子宫出血诊断和治疗专家共识[J].中华妇产科杂志,2018,53(6):396-401.

3. 中华医学会妇产科学分会妇科内分泌学组.排卵障碍性异常子宫出血诊治指南[J].中华妇产科杂志,2018,53(12):801-807.

4. 张玉泉,杨晓清,施沁,等.重视妇产科静脉血栓栓塞症等综合预防[J].中国实用妇科与产科杂志,2018,34(7):705-708.

5. Munro MG. Abnormal uterine bleeding: a well-travelled path to iron deficiency and anemia[J]. Int J Gynaecol Obstet, 2020, 150(3): 275-277.

6. Lacey LV Jr, Sherman ME, Rush BB, et al. Absolute risk of endometrial carcinoma during 20-year follow-up among women with endometrial hyperplasia[J]. J Clin Oncol, 2010, 28(5): 788-792.

▶▶▶

排卵障碍性异常子宫出血质控病例个案检查表单

长三角地区的排卵障碍性异常子宫出血质控病例个案检查表单,详见表 9-2。

表 9-2　质控病例个案检查表单

被检查医院:＿＿＿＿＿＿＿　　　　住院号:＿＿＿＿＿

得分(满分100分):＿＿＿＿　　　　检查者:＿＿＿＿

项目	分值	检查内容	指标类型	评 分 标 准	扣分	得分
确诊前评估的项目(15分)	2	月经异常的主诉、病史(既往史、生育史、现病史)	过程指标	是否体现月经异常的主诉、既往史、生育史、现病史。缺1项扣0.5分,扣完为止		
	1	疑似贫血者相关体格检查	过程指标	包括生命体征、面色、神志、皮肤瘀斑瘀点等		
	1	疑似 PCOS 者相关体格检查	过程指标	包括 BMI、腰围、臀围、痤疮、多毛、黑棘皮症等		
	2	妇科检查	过程指标	初诊需有妇科检查		
	1	血常规	过程指标	疑似贫血者初诊需有血常规报告		
	1	尿妊娠试验或血 hCG	过程指标	根据具体病情,排除妊娠相关疾病		
	2	超声检查	过程指标	妇科超声报告是否规范		

项目	分值	检查内容	指标类型	评 分 标 准	扣分	得分
确诊前评估的项目（15分）	3	除外其他器质性疾病的检查	过程指标	与病因学分类相关的检查是否完善（凝血功能、分段诊断性刮宫、宫腔镜检查等）		
	2	生殖内分泌检查及排卵评估	过程指标	高度疑似 AUB-O 的患者		
治疗方案质控（60分）	15	是否在病因学分类后有针对病因的积极治疗	过程指标	未进行病因治疗,扣15分		
	15	对于出血患者,是否已及时给予止血治疗	过程指标	未及时止血治疗,扣15分		
	10	止血后,是否及时调整月经周期治疗	过程指标	止血后未及时调整月经周期治疗,扣10分		
	10	若患者有生育要求,是否进行孕前评估及合适的助孕治疗	过程指标	未进行孕前评估及合适的助孕指导方案,扣5分;若有药物禁忌证,扣5分		
	10	对于有继发贫血或感染患者,是否给予针对性的辅助治疗	过程指标	未进行贫血或感染的针对性治疗,扣10分		
其他质控指标（25分）	3	疑难 AUB 患者是否行 MDT 会诊	过程指标	属于疑难 AUB 患者,未行 MDT 会诊,扣3分		
	6	治疗过程中是否出现药物不良反应	结果指标	若发生药物性肝损伤,扣2分 若发生深静脉血栓栓塞,扣2分 若发生重度极重度卵巢过度刺激综合征,扣2分		
	6	治疗过程中是否出现该疾病的自身并发症	结果指标	若出现进行性的贫血,扣2分 若出现进行性子宫内膜病变,扣4分		
	10	为患者提供随访时间节点、内容,以及远近期并发症的健康教育	结果指标	未提供相关远近期并发症的健康教育,扣5分;未提供随访时间节点及内容,扣5分		

注：本表单用于排卵障碍性异常子宫出血治疗病例的个案检查,一个具体病例诊疗完成后,依据本表单进行全面评价,体现各质控环节是否规范。

排卵障碍性异常子宫出血质控自查表单

长三角地区的排卵障碍性异常子宫出血质控自查表单,详见表9-3。

表9-3 质控自查表单

住院号: _____ 患者姓名: _____ 检查日期: _____ 检查者: _____

项　目	检 查 内 容	是	否(相关理由)
AUB-1	病史询问是否体现 AUB 特征		
AUB-2	体格检查及妇科检查		
AUB-3	实验室检查		
AUB-4	妇科超声检查		
AUB-5	是否根据 PALM-COEIN 进行病因分类		
AUB-6	是否及时规范止血		
AUB-7	是否针对病因的规范治疗		
AUB-8	止血后是否调整月经周期治疗		
AUB-9	是否指导患者监测排卵情况		
AUB-10	有生育要求者是否规范诱导排卵		
AUB-11	是否为患者提供并发症的健康教育		

注: 本表单用于住院诊疗病历自查或互查,于患者出院后病历定稿前完成。

10 宫颈上皮内病变

宫颈上皮内病变质控标准

一、本质控标准适用于宫颈上皮内病变的诊疗

二、宫颈上皮内病变诊疗的总体原则

1. 治疗前评估原则

根据患者一般情况、病史、全身体格检查、妇科检查、宫颈细胞学检查、HPV检测、阴道镜检查、组织病理学检查(或会诊外院病理切片)、影像学检查、生化检查、肿瘤标志物检查等进行综合判断。对可能存在心肺功能障碍的患者进行心肺功能评估。对存在内外科并发症患者进行相关专科评估。

1.1 妇科检查

需详细记录肉眼可见宫颈形态、是否饱满、有无肿块溃疡,阴道外阴有无赘生物、色素改变。还要注意盆腔检查。

1.2 治疗前阴道镜全面评估下生殖道原则

即使已经有组织学证据,或者 HPV 和细胞学结果符合加速治疗的标准,所有的宫颈上皮内病变治疗(切除性或消融性)前均应阴道镜全面评估下生殖道。

1.2.1 阴道镜评估提示有更重病变,中止消融性治疗。应再次做活检或有指征的情况下采用切除性治疗。

1.2.2 阴道镜评估提示浸润癌,应再次做活检获取组织学证据。

1.2.3 阴道镜评估提示阴道或外阴病变,应行阴道外阴活检明确病变性质。

1.3 病理诊断

宫颈上皮内病变病理报告结果采用二分类:即高级别鳞状上皮内病变(HSIL)和低级别鳞状上皮内病变(LSIL),高级别病变应采用 HSIL(CIN2)、

HSIL(CIN3)的方式报告。HE 染色评估为 CIN2 或 CIN3 时,P16 免疫组织化学染色阳性支持组织学高级别诊断,HE 染色评估为 CIN1 时,即使 P16 阳性也不应升级为组织学高级别(CIN2)。因此,P16 免疫组织化学染色不应用于组织形态为 CIN1 的鉴别诊断。

1.4 影像学检查

经阴道超声(必要时盆腔增强磁共振)有助于排除盆腔病变,并可评估宫颈形态和长度,设计治疗方案。

2. 选择治疗方案的原则

2.1 个体化

根据"三阶梯"原则,结合患者的年龄、临床表现、宫颈细胞学检查、HPV 检测结果、病变级别、病变是否累及腺体及合并腺上皮病变、宫颈解剖和暴露情况、患者意愿、随访依从性、经济条件、全身情况、既往治疗情况、合并阴道外阴病变情况,以及妇科医师、细胞学医师、组织病理学医师的水平等因素进行个体化处理,采用随访、消融性治疗或切除性治疗,选择适合患者的治疗方案,目的是最大限度地避免漏诊和处理过度。

2.2 充分考虑生育要求

CIN2 患者,如果<25 岁或≥25 岁考虑治疗对妊娠潜在影响,可观察随访,但仅适用于鳞柱交界完全可见,宫颈管取样无 CIN2+或未定级的 CIN。应充分告知患者相关治疗对妊娠的潜在影响。如果转化区和病变完全可见,排除颈管内病变及更重病变,非复发的宫颈高级别病变,可以考虑使用对妊娠潜在影响相对较小的消融性治疗。

3. 手术原则

宫颈高级别病变及原位腺癌(AIS)的患者,首选切除性治疗,包括 LEEP、冷刀锥切、激光锥切、电针锥切等,不接受子宫全切术作为对组织学 HSIL 的初始治疗。

锥切术时,应尽量一次性切除病灶获取完整的标本,进行多个片段的切除可能增加组织病理学评估的困难。切除的目标是去除所有的异常上皮。

手术记录应详细记录术中病灶情况、完整描述手术过程,记录手术切除标本长度(深度)、宽度(厚度)和周长等。

4. 病理评估原则

应确定内外切缘状态,累及切缘的病变级别。如发现浸润性病变,需测量浸润深度。

5. 手术安全核查原则

全麻手术由手术医师(有资质的)、麻醉医师和手术室护士三方,分别在麻醉实施前、手术开始前和患者离开手术室前,共同对患者身份和手术部位等内容进行核查。无麻醉手术由手术医师(有资质的)、手术室护士和患者三方,分别在手术开始前和患者离开手术室前,共同对患者身份和手术部位等内容进行核查。

三、宫颈上皮内病变的诊断方案

1. 阴道镜检查

宫颈上皮内病变的诊断一般是通过阴道镜检查+病理活检确认。阴道镜检查是通过局部放大对下生殖道包括宫颈上皮和血管进行可视化检查,结合醋酸试验等以识别肉眼不可见的组织学改变。在阴道镜的引导下对最严重的病变部位取活检,以确认上皮内病变。

1.1 阴道镜检查的主要指征

异常或不确定的宫颈癌筛查结果;症状或体征提示可疑宫颈癌、下生殖道异常出血、反复性交后出血或不明原因的阴道排液。

1.2 阴道镜检查的禁忌证

无绝对禁忌证。

1.3 阴道镜检查前的准备

阴道镜检查前至少48 h内尽量避免性生活、阴道内冲洗或用药。雌激素水平下降导致下生殖道上皮萎缩性改变的患者,可于检查前2~3周阴道内局部应用雌激素以改善阴道镜检查质量。全面了解受检者的病史,签知情同意书。

1.4 阴道镜检查过程中的试验

醋酸试验或复方碘试验,阴道镜引导下对宫颈(或阴道)异常区域最严重的病变部位进行活检。必要时可行宫颈管搔刮术(妊娠期禁止颈管搔刮)。

1.5 阴道镜检查的报告

包括：① 阴道镜检查指征；② 宫颈可见性；③ 鳞柱交界可见性（一般指新鳞柱交界）；④ 宫颈转化区类型（包括Ⅰ、Ⅱ、Ⅲ型）；⑤ 阴道镜图像特征的描述（病变程度、累及象限和病变边界的可见性）；⑥ 阴道镜的诊断；⑦ 记录阴道镜下活检的部位、数目及是否行宫颈管搔刮术；⑧ 至少保存1张典型的阴道镜图像；⑨ 阴道镜检查后的建议。

2. 宫颈上皮内病变的诊断

阴道镜检查后应根据宫颈癌筛查结果、阴道镜诊断及宫颈取样（活检或宫颈管搔刮）组织的病理学检查结果综合分析后制订决策，这3项检查结果严重程度的一致性应在1个级别以内，解决不一致结果的措施应包括对细胞学和组织学病理检查结果复核，以及再次阴道镜检查，必要时再次宫颈取样。在怀疑宫颈高级别病变或腺上皮病变时，可根据患者年龄、生育状况，适当选择诊断性锥切或密切随访。

四、宫颈上皮内病变的治疗方案及随访

1. 子宫颈 HSIL 的治疗方案及随访

1.1 总体治疗原则

非妊娠期组织学诊断的 HSIL（CIN2 和 CIN3），推荐治疗。治疗手段包括病灶消融术和宫颈切除术。HSIL 首选切除性治疗，包括环形电切术（LEEP 或 LLETZ）、冷刀锥切术（CKC）、激光锥切术、针状电极锥切术等。子宫全切术不应作为宫颈 HSIL 的首选治疗方法。

1.2 手术治疗

切除深度：① Ⅰ型转化区：行完整的转化区切除（Ⅰ型切除），建议切除深度 7~10 mm；② Ⅱ型转化区：在切除转化区的同时切除小部分的宫颈管组织（Ⅱ型切除），切除深度为 10~15 mm；③ Ⅲ型转化区：即Ⅲ型切除，因转化区不能全部显示，无法确定病变组织向宫颈管内延伸的高度，故切除宫颈管组织的深度应达 15~25 mm。

1.3 消融治疗

以下情况不建议消融治疗：① 病变向颈管内延伸；② 病变覆盖超过 75%

的宫颈外表面,病变范围超出正在使用的冷冻头治疗范围时;③ 鳞柱交界不完全可见,或病变上边界不完全可见;④ 颈管 CIN2+或不能分级的 CIN;⑤ 有 CIN2+的治疗史;⑥ 活检检查不充分;⑦ 可疑宫颈癌。

1.4　随访

锥切后首次随访为 6 个月基于 HPV 的检测。如首次随访阴性,则每年联合检测或 HPV 检测,直到连续 3 次阴性。3 次阴性随访后,进入每 3 年间隔的基于 HPV 的检测,至少检测 25 年。如检测阳性,需阴道镜检查和适当活检。≥25 岁,当切缘阳性或切除性手术时宫颈管搔刮提示 CIN2+时,无生育要求者,可重复切除或随访;如选择随访,优选 6 个月后基于 HPV 的检测,或可接受 6 个月后的阴道镜检查和宫颈管搔刮。<25 岁或担心治疗可能造成对未来妊娠不良结局者,推荐随访。切除性手术后复发的 HSIL(CIN2+),无法或者不愿重复切除,推荐子宫全切术。

2. 子宫颈 LSIL 的治疗方案及随访

2.1　既往细胞学≤LSIL 者

细胞学或组织学低级别病变者,推荐随访观察。如果阴道镜检查满意,子宫颈转化区为 I 型或 II 型,不建议实施治疗,可密切观察。如果阴道镜检查不满意,宫颈转化区为 III 型,建议行宫颈管搔刮术。

2.2　既往细胞学为 ASC-H 或 HSIL 者

细胞学 ASC-H 或 HSIL,但组织学未诊断为 CIN2+,可接受细胞学、组织学和阴道镜检查的复核。如果复核后修正,需参照更改后的诊断进行管理。细胞学 HSIL 但活检结果≤LSIL(CIN1),诊断性切除术或 1 年后基于 HPV 检测和阴道镜检查都可接受,但后者需满足鳞柱交界、病灶的上界完全可见,宫颈管内取样的组织学结果<CIN2。

━━━

宫颈上皮内病变治疗:医疗机构质控核心目标

长三角地区的宫颈上皮内病变治疗:医疗机构质控核心目标,详见表 10 - 1。

表 10-1　医疗机构质控核心目标

序号	指标名称	指标类型	具 体 内 容	要 求
指标1	医师资质	过程指标	团队中的所有阴道镜医师必须到国内外知名的宫颈疾病诊治中心进修,并通过国家级阴道镜培训班培训认证。每3年必须重新认证以保持专业水平,并确保完成足够的工作量 **分子:**有资质医师的阴道镜检查的患者数 **分母:**接受阴道镜检查的患者总数	100%为达标,否则为不达标
指标2	阴道镜检查记录	结构指标	转诊原因: 细胞学异常的级别(肉眼检查或影像学报告提示宫颈癌患者可除外) 阴道镜检查是否充分(充分的检查必须看到整个宫颈) 鳞柱交界可见性——完全可见、部分可见、不可见; 是否存在延伸至阴道和(或)颈管; 任何病变的阴道镜特点; 病变级别的阴道镜印象; 转化区类型,即Ⅰ型、Ⅱ型或Ⅲ型; 任何阴道镜下活检的部位; **分子:**详细记录以上的阴道镜检查患者数 **分母:**接受阴道镜检查的患者总数	100%为100分,91%~99%为90分,81%~90%为80分,每降低10%扣10分,以此类推
指标3	阴道镜诊断的准确性	结构指标	当进行充分的阴道镜检查且鳞柱交界和病变完全可见时,高级别病变(CIN2或更严重)的阴道镜诊断的阳性预测值应至少为65% **分子:**当进行充分的阴道镜检查且鳞柱交界和病变完全可见时,阴道镜诊断高级别病变且病理证实高级别病变的患者数 **分母:**当进行充分的阴道镜检查且鳞柱交界和病变完全可见时,阴道镜诊断高级别病变的患者总数	>65%为100分,51%~65%为80分,30%~50%为60分,<30%为0分

序号	指标名称	指标类型	具　体　内　容	要　求
指标4	阴道镜下点活检	结构指标	细胞学提示 HSIL 或存在异常转化区时(100%)应进行活检,除非准备行切除治疗。怀孕期间的病例除外 在决定治疗时(尤其当考虑消融治疗),必须要有细胞学和阴道镜检查发现与引导下的活检结果 **分子**:除准备行切除治疗和孕妇外,细胞学提示 HSIL 并且存在异常转化区时(100%)进行活检的患者数 **分母**:除准备行切除治疗和孕妇外,细胞学提示 HSIL 并且存在异常转化区时(100%)进行活检的患者总数	100% 为 100 分,90%~99% 为 80 分,80%~89% 为 60 分,<80%为 0 分
指标5	阴道镜下宫颈管搔刮的质量标准	结构指标	除孕妇外,Ⅲ 型转化区应行宫颈管搔刮(100%) **分子**:除孕妇外,Ⅲ 型转化区行宫颈管搔刮的患者数 **分母**:除孕妇外,Ⅲ 型转化区行宫颈管搔刮的患者总数	100% 为 100 分,91%~99% 为 90 分,81%~90% 为 80 分,每降低 10% 扣 10 分,以此类推
指标6	活检充分性的质量标准	结构指标	>90%的活检组织(包括阴道镜引导下活检和切除性)应当适合做组织学分析。如果阴道镜下活检报告不足以进行组织学分析,应该对残留的病变再次进行阴道镜下活检 **分子**:活检组织(包括阴道镜引导下活检和切除性)适合做组织学分析的患者数 **分母**:进行活检(包括阴道镜引导下活检和切除性)的患者总数	> 90% 为 100 分,85%~90% 为 80 分,80%~84% 为 60 分,<80%为 0 分
指标7	阴道镜引导下活检异常的质量标准	结构指标	阴道镜引导下活检病理诊断异常占阴道镜检查数量的比例>20% **分子**:阴道镜引导下活检病理诊断异常的患者数 **分母**:接受阴道镜检查的患者总数	达到要求比例 100% 为 100 分,达到要求比例 90%~99% 为 80 分,达到要求比例 80%~89% 为 60 分,达到要求比例<80%为 0 分

序号	指标名称	指标类型	具　体　内　容	要　求
指标8	消融治疗的质量标准	结构指标	所有患者在接受消融治疗前必须具有明确的组织学诊断(100%) **分子**：接受消融治疗前具有明确的组织学诊断的患者数 **分母**：接受消融治疗的患者总数	100% 为 100 分，90%～99% 为 80 分，80%～89% 为 60 分，<80% 为 0 分
指标9	宫颈锥切术前评估的质量标准	结构指标	宫颈锥切术术前阴道镜评估比例100% **分子**：宫颈锥切术术前阴道镜评估的患者数 **分母**：宫颈锥切术术前阴道镜评估的患者总数	100% 为 100 分，90%～99% 为 80 分，80%～89% 为 60 分，<80% 为 0 分
指标10	宫颈锥切术指征的质量标准	结构指标	宫颈锥切术组织学诊断为 HSIL 及以上比例>70% **分子**：宫颈锥切术组织学诊断为 HSIL 及以上的患者数 **分母**：宫颈锥切术的患者总数	达到要求比例100% 为 100 分，达到要求比例 90%～99% 为 80 分，达到要求比例 80%～89% 为 60 分，达到要求比例<80% 为 0 分
指标11	宫颈锥切术指征的质量标准	结构指标	宫颈锥切术组织学诊断为 LSIL 及以上比例>90% **分子**：宫颈锥切术组织学诊断为 LSIL 及以上的患者数 **分母**：宫颈锥切术的患者总数	达到要求比例100% 为 100 分，达到要求比例 90%～99% 为 80 分，达到要求比例 80%～89% 为 60 分，达到要求比例<80% 为 0 分
指标12	宫颈锥切术组织标本的质量标准	结构指标	进行宫颈锥切术时，应以切除病变并保证组织学诊断为原则。至少80%的病例应当作为完整的一块标本被切除。进行多个片段的切除可能增加组织病理学评估难度 此外，如果微小浸润性疾病存在，可能无法对零碎切除的组织划分亚期或者确定是否完整切除	达到要求比例100% 为 100 分，达到要求比例 90%～99% 为 80 分，达到要求比例 80%～89% 为 60 分，达到要求比例<80% 为 0 分

序号	指标名称	指标类型	具 体 内 容	要　求
指标12	宫颈锥切术组织标本的质量标准	结构指标	**分子**：宫颈锥切术时作为单一的标本被切除的患者数 **分母**：宫颈锥切术的患者总数	
指标13	宫颈锥切术组织标本的质量标准	结构指标	宫颈锥切术时，组织学报告应记录标本的尺寸及上皮内或浸润性疾病切除的切缘状态 **分子**：宫颈锥切术时，组织学报告记录标本的尺寸及上皮内或浸润性疾病切除的切缘状态的患者数 **分母**：宫颈锥切术的患者总数	达到要求比例100%为100分，达到要求比例90%～99%为80分，达到要求比例80%～89%为60分，达到要求比例<80%为0分
指标14	宫颈上皮内病变锥切深度或长度的质量标准	结构指标	切除的深度或长度 切除的目标是去除所有的异常上皮 Ⅰ型宫颈转化区： 对于宫颈阴道部病变，应当去除深度或长度超过7 mm的组织（95%），虽然育龄期妇女的目标是<10 mm。 Ⅱ型宫颈转化区： 应当去除深度或长度10～15 mm的组织，这取决于颈管内鳞柱交界的位置。 Ⅲ型宫颈转化区： 应当去除深度或长度15～25 mm的组织。 **分子**：宫颈锥切的深度或长度达到以上要求的患者数 **分母**：宫颈锥切术的患者总数	达到要求比例100%为100分，达到要求比例90%～99%为80分，达到要求比例80%～89%为60分，达到要求比例<80%为0分

注：本质量指标体系综合医疗机构所有宫颈上皮内病变治疗患者的诊疗过程和结果，每个质控指标均进行独立评价，体现环节质量控制点的质量水平。

宫颈上皮内病变质控病例个案检查表单

长三角地区的宫颈上皮内病变质控病例个案检查表单，详见表10‑2。

表 10－2　质控病例个案检查表单

被检查医院：＿＿＿＿＿＿＿＿＿　　　　住院号：＿＿＿＿＿＿

得分(满分100分)：＿＿＿＿＿　　　　检查者：＿＿＿＿＿＿

项目	分值	检查内容	指标类型	评 分 标 准	扣分	得分
术前质控(45分)	5	病史收集情况	过程指标	1. 末次月经、妊娠史、避孕措施、首次性生活年龄、性伴侣数、性伴侣生殖道疾病史 2. 有无异常阴道流血、排液和性交后出血史 3. 既往宫颈癌筛查史、筛查结果及是否接种了 HPV 疫苗 4. 既往有无下生殖道的癌及癌前病变病史、手术史、用药史 5. 有无免疫抑制史、既往内外科并发症、老年患者评估心肺功能 每1项各1分,扣完为止		
	2	妇科检查	过程指标	下生殖道可见病灶大小、累及部位等,按下生殖道部位分,缺1项扣1分,扣完为止		
	3	宫颈癌阶梯诊断程序	过程指标	宫颈细胞学检查和(或)HR－HPV检测		
	20	阴道镜检查报告	过程指标	1. 阴道镜检查指征　2分 2. 宫颈可见性　1分 3. 鳞柱交界可见性　1分 4. 宫颈转化区类型(包括Ⅰ、Ⅱ、Ⅲ型)　1分 5. 阴道镜图像(宫颈)特征的描述(病变程度、累及象限和病变边界的可见性)　5分 6. 阴道镜的诊断　3分 7. 记录阴道镜下活检的部位、数目及是否行宫颈管搔刮术　2分 8. 至少保存1张典型的阴道镜图像　2分 9. 阴道镜检查后的建议　3分		

185

项目	分值	检查内容	指标类型	评 分 标 准	扣分	得分
术前质控（45分）	5	阴道镜医师资质	过程指标	未经阴道镜专业培训,缺乏资质,扣5分		
	5	手术适应证	过程指标	手术指征不明确,扣5分		
	5	其他可选处理方式	过程指标	缺乏其他可选处理方式告知或方案不合理,扣5分		
术中质控（25分）	5	医师资质	过程指标	缺乏手术资质,扣5分		
	20	手术规范	过程指标	手术记录必须包括以下内容: 宫颈锥切手术 1. 宫颈锥切手术指征　3分 2. 术式:LEEP　CKC 锥切类型:1型　2型　3型　各2分,共4分 3. 手术步骤描述:切下宫颈组织的长度、厚度、周径、宫颈补切描述、宫颈管搔刮　各1分,共5分 4. 出血量　2分 5. 术后并发症记录　3分 6. 术后告知　3分		
术后质控（30分）	15	病理描述	过程指标	病理资料完善,病理单回报有记录和小结,符合最低要求的病理报告(至少包括以下所有项目) 1. 标本的大体描述(活检、锥切),包括标本大小(三维)　3分 2. 病理类型描述　8分 3. 切缘状态(指定切缘)　4分 共15分		
	5	术后诊断规范	结果指标	依据手术病理,修订术后最终病理,体现于病程记录中,未修订扣5分		
	5	术后治疗方案合理	结果指标	制订后续方案不规范,扣5分		

项目	分值	检查内容	指标类型	评 分 标 准	扣分	得分
术后质控（30分）	4	术后随访	结果指标	未告知随访内容、随访时间，扣2分 无术后随访资料，扣2分		
	1	术后健康宣教	结果指标	未进行健康宣教者，扣1分		

注：本表单用于宫颈上皮内病变治疗病例的个案检查，一个具体病例诊疗完成后，依据本表单进行全面评价，体现各质控环节是否规范。

宫颈上皮内病变质控自查表单

长三角地区的宫颈上皮内病变质控自查表单，详见表10-3。

表10-3　质控自查表单

住院号：_____　　患者姓名：_____　　检查日期：_____　　检查者：_____

项目	检 查 内 容	是	否（相关理由）
1	术前患者一般情况评估		
2	术前妇科检查		
3	术前按阶梯式诊断程序（HPV检测，细胞学检查-阴道镜检查-活检病理检查）		
4	手术指征明确		
5	手术方案合理规范		
6	告知治疗替代方案		
7	术中进行手术安全核查		
8	手术范围合理		

项目	检　查　内　容	是	否（相关理由）
9	术中规范操作并记录完善		
10	术后确认病理回报并记录		
11	依据术后病理,制订后续规范化综合治疗方案		
12	发生不良医疗事件,有记录并上报		
13	术后记录中有后续治疗方案、随访内容及随访时间		

注：本表单用于住院诊疗病历自查或互查,于患者出院后病历定稿前完成。

11　外阴上皮内病变

外阴上皮内病变质控标准

一、本质控标准适用于外阴上皮内病变的诊疗

二、外阴上皮内病变诊疗的总体原则

1. 治疗前评估原则

根据患者一般情况、病史、全身体检、妇科检查、宫颈细胞学检查、HPV 检测、阴道镜检查、组织病理学检查(或会诊外院病理切片)、影像学检查、生化检查、肿瘤标志物检查等综合判断。对可能存在心肺功能障碍患者进行心肺功能评估。对存在内外科并发症患者进行相关专科评估。

1.1　妇科检查

需详细记录肉眼可见外阴有无赘生物、色素改变,宫颈形态、是否饱满、有无肿块溃疡。还应做盆腔检查。

1.2　治疗前阴道镜全面评估下生殖道原则

即使已经有活体组织学证据,所有的外阴上皮内病变治疗(切除性或毁损性)前均应阴道镜全面评估下生殖道。

1.2.1　阴道镜评估提示有更重病变,中止毁损性治疗。应再次活检或有指征的情况下采用切除性治疗。

1.2.2　阴道镜评估提示浸润癌,应再次活检获取组织学证据。

1.2.3　阴道镜评估提示阴道或宫颈病变,应行阴道宫颈活检明确病变性质。

2. 个体化治疗的原则

根据"三阶梯"原则,结合患者的年龄、临床表现、宫颈细胞学检查、HPV 检测结果、病变级别、病变范围、患者意愿、随访依从性、患者经济条件、全身情况、既往治疗情况、合并阴道宫颈病变情况,以及妇科医师、细胞学医师、组织病理

学医师的水平等因素进行个体化处理,采用随访、毁损性治疗或切除性治疗,选择适合患者的最佳方案,其目的是最大限度地避免漏诊和处理过度。

3. 手术安全核查原则

全麻手术由具有资质的手术医师、麻醉医师和手术室护士三方,分别在麻醉实施前、手术开始前和患者离开手术室前,共同对患者身份和手术部位等内容进行核查。无麻醉手术由具有资质的手术医师、手术室护士和患者三方,分别在手术开始前和患者离开手术室前,共同对患者身份和手术部位等内容进行核查。

三、外阴上皮内病变的诊断方案

常规妇科检查都应该对外阴进行视诊,如果外阴有色素加重、减退、变化等情况,应考虑行阴道镜检查。另外,在常规阴道镜检查前,除了肉眼观察外,应常规用醋酸作用于外阴,检查外阴上皮是否有异常改变。如有异常,应在阴道镜引导下对最严重的病变部位进行活检,以发现外阴上皮内病变和癌症。

四、外阴上皮内病变的治疗方案及随访

1. 外阴 LSIL 者

推荐观察,定期随访,特别是年轻、无症状者。持续随访 6～12 个月无改善者,可给予 5% 咪喹莫特软膏或激光等治疗。瘙痒者可局部止痒对症处理。

2. 外阴 HSIL 者

推荐治疗和规范管理。随访观察仅局限于依从性好者、无症状年轻患者、妊娠期或计划近期妊娠者。治疗方法包括药物、物理治疗及手术治疗。如排除恶性病变且有长期随访条件,可采用药物治疗,适用于单、多灶性,各种大小,甚至广泛的病灶。药物包括 5% 咪喹莫特、西多福韦、5－氟尿嘧啶等。物理治疗主要为 CO_2 激光气化。光动力治疗是新兴技术,相比激光,价格高、应用较少,外阴疼痒不良反应大。手术切除适用于可疑癌、dVIN、外阴 Paget 病、原位黑素瘤,以及多灶性、复发性外阴 HSIL。可根据病变情况,将上述方法联合治疗,以减少损伤、并发症及复发。

3. 治疗后随访

外阴 HSIL 治疗后的复发率较高,需长期严密随访。如果对治疗的反应好,

无新发病变,初次治疗后 6 个月、12 个月随访,之后每年 1 次定期随访。随访方法包括仔细的妇科检查、HPV 检测,必要时阴道镜检查及活检。

外阴上皮内病变治疗:医疗机构质控核心目标

长三角地区的外阴上皮内病变治疗:医疗机构质控核心目标,详见表 11-1。

表 11-1 医疗机构质控核心目标

序号	指标名称	指标类型	具体内容	要求
指标1	活检充分性的质量标准	结构指标	>90% 的活检组织(点活检和切除性)应当适合做组织学分析。如果不足以进行组织学分析,应该对残留的病变进行再次活检 **分子**:活检组织(包括点活检和切除性)适合做组织学分析的患者数 **分母**:进行活检(包括点活检和切除性)的患者总数	>90% 为 100 分,85%~90% 为 80 分,80%~84% 为 60 分,<80% 为 0 分
指标2	局部麻醉的质量标准	结构指标	外阴病变治疗应提供局部麻醉;不适合局部麻醉时,应行全身麻醉;应当在检查记录全身麻醉的原因;门诊局部麻醉患者的比例应≥80% **分子**:门诊外阴病变治疗行局部麻醉的患者数 **分母**:门诊外阴病变治疗的患者总数	达到要求比例为 100 分,达到要求比例 90%~99% 为 80 分,达到要求比例 80%~89% 为 60 分,达到要求比例<80% 为 0 分
指标3	外阴活检记录	结构指标	转诊原因: 任何病变的特点; 病变级别的临床诊断; 任何活检的部位 **分子**:详细记录以上患者数 **分母**:接受外阴活检的患者总数	100% 为 100 分,91%~99% 为 90 分,81%~90% 为 80 分,每降低 10% 扣 10 分,以此类推

191

序号	指标名称	指标类型	具 体 内 容	要 求
指标4	活检诊断外阴上皮内病变的质量标准	结构指标	活检病理诊断外阴上皮内病变占所有下生殖道上皮内病变>2% **分子**：活检诊断外阴上皮内病变的患者数 **分母**：活检病理诊断宫颈、阴道、外阴上皮内病变的患者总数	达到要求比例为100分，达到要求比例90%~99%为80分，达到要求比例80%~89%为60分，达到要求比例<80%为0分
指标5	消融治疗的质量标准	结构指标	所有患者在接受消融治疗前必须具有明确的组织学诊断(100%) **分子**：接受消融治疗前具有明确的组织学诊断的患者数 **分母**：接受消融治疗的患者总数	100%为100分，90%~99%为80分，80%~89%为60分，<80%为0分

注：本质量指标体系综合医疗机构所有外阴上皮内病变治疗患者的诊疗过程和结果，每个质控指标均进行独立评价，体现环节质量控制点的质量水平。

外阴上皮内病变质控病例个案检查表单

长三角地区的外阴上皮内病变质控病例个案检查表单，详见表11-2。

表11-2 质控病例个案检查表单

被检查医院：_____ 住院号：_____

得分(满分100分)：_____ 检查者：_____

项目	分值	检查内容	指标类型	评 分 标 准	扣分	得分
术前质控(45分)	5	病史收集情况	过程指标	1. 末次月经、妊娠史、避孕措施、首次性生活年龄、性伴侣数、性伴侣生殖道疾病史 2. 有无异常阴道流血、排液和性交后出血史 3. 既往宫颈癌筛查史、筛查结果及是否接种 HPV 疫苗		

项目	分值	检查内容	指标类型	评 分 标 准	扣分	得分
术前质控（45分）	5	病史收集情况	过程指标	4. 既往有无下生殖道的癌症及癌前病变病史、手术史、用药史 5. 有无免疫抑制史、既往内外科并发症、老年患者评估心肺功能 缺1项扣1分,扣完为止		
	5	妇科检查	过程指标	外阴若有可见病灶,描述其大小和累及部位,缺1项扣2.5分,扣完为止		
	5	下生殖道癌阶梯诊断程序	过程指标	细胞学检查和(或)HR－HPV检测		
	20	阴道镜检查报告	过程指标	1. 阴道镜检查指征　2分 2. 宫颈可见性　1分 3. 鳞柱交界可见性　1分 4. 宫颈转化区类型(包括Ⅰ、Ⅱ、Ⅲ型)　1分 5. 阴道镜图像(外阴病变)特征的描述(病变程度、累及象限和病变边界的可见性)　5分 6. 阴道镜的诊断　3分 7. 记录阴道镜下活检的部位、数目　2分 8. 至少保存1张典型的阴道镜图像　2分 9. 阴道镜检查后的建议　3分		
	5	阴道镜医师资质	过程指标	未经阴道镜专业培训,缺乏资质,扣5分		
	5	手术适应证	过程指标	手术指征不明确,扣5分		
术中质控（40分）	10	医师资质	过程指标	缺乏手术资质,扣10分		
	30	手术规范	过程指标	手术记录必须包括以下内容: 1. 激光手术指征　5分 2.手术情况:此次治疗次数:第　次(计划次数)　4分		

项目	分值	检查内容	指标类型	评分标准	扣分	得分
术中质控（40分）	30	手术规范	过程指标	3. 激光功率；3分 4. 治疗时间；3分 5. 治疗部位及大小；各5分，共10分 6. 术后告知　5分		
术后质控（15分）	10	术后随访	结果指标	未告知随访内容、随访时间，扣5分 无术后随访资料，扣5分		
	5	术后健康宣教	结果指标	未进行健康宣教者，扣5分		

注：本表单用于外阴上皮内病变治疗病例的个案检查，一个具体病例诊疗完成后，依据本表单进行全面评价，体现各质控环节是否规范。

外阴上皮内病变质控自查表单

长三角地区的外阴上皮内病变质控自查表单，详见表11-3。

表11-3　质控自查表单

住院号：_____　　患者姓名：_____　　检查日期：_____　　检查者：_____

项目	检 查 内 容	是	否（相关理由）
1	术前患者一般情况评估		
2	术前妇科检查		
3	术前按阶梯式诊断程序（HPV检测，细胞学检查-阴道镜检查-活检病理检查）		
4	手术指征明确		

项目	检 查 内 容	是	否（相关理由）
5	手术方案合理规范		
6	告知替代治疗方案		
7	术中进行手术安全核查		
8	手术范围合理		
9	术中规范操作并记录完善		
10	发生不良医疗事件,有记录并上报		
11	术后记录中有后续治疗方案、随访内容及随访时间		

注：本表单用于住院诊疗病历自查或互查,于患者出院后病历定稿前完成。

12　阴道上皮内病变

阴道上皮内病变质控标准

一、本质控标准适用于阴道上皮内病变的诊疗

二、阴道上皮内病变诊疗的总体原则

1. 治疗前评估原则

根据患者一般情况、病史、全身体格检查、妇科检查、宫颈细胞学检查、HPV检测、阴道镜检查、组织病理学检查(或会诊外院病理切片)、影像学检查、生化检查、肿瘤标志物检查等综合判断。对可能存在心肺功能障碍患者进行心肺功能评估。对存在内外科并发症患者进行相关专科评估。

1.1　妇科检查

需详细记录肉眼可见阴道有无赘生物、有无色素改变,宫颈形态、是否饱满、有无肿块溃疡。还要注意盆腔检查的情况。

1.2　治疗前阴道镜全面评估下生殖道原则

即使已经有组织学证据,所有的阴道上皮内病变治疗(切除性或毁损性)前均应阴道镜全面评估下生殖道。

1.2.1　阴道镜评估提示有更重病变,中止毁损性治疗。应再次活检或在有指征的情况下采用切除性治疗。

1.2.2　阴道镜评估提示浸润癌,应再次活检获取组织学证据。

1.2.3　阴道镜评估提示宫颈或外阴病变,应行宫颈外阴活检明确病变性质。

1.3　影像学检查

经阴道超声(必要时盆腔增强磁共振)有助于排除盆腔病变。

2. 个体化治疗原则

根据"三阶梯"原则,结合患者的年龄、临床表现、宫颈细胞学检查、HPV检

测结果、病变级别、范围、患者意愿、随访依从性、经济条件、全身情况、既往治疗情况、合并宫颈外阴病变情况,以及妇科医师、细胞学医师、组织病理学医师的水平等因素进行个体化处理,采用随访、毁损性治疗或切除性治疗,选择适合患者的治疗方案,其目的是最大限度地避免漏诊和处理过度。

3. 手术安全核查原则

全麻手术由具有资质的手术医师、麻醉医师和手术室护士三方,分别在麻醉实施前、手术开始前和患者离开手术室前,共同对患者身份和手术部位等内容进行核查。无麻醉手术由具有资质的手术医师、手术室护士和患者三方,分别在手术开始前和患者离开手术室前,共同对患者身份和手术部位等内容进行核查。

三、阴道上皮内病变的诊断方案

阴道上皮内病变大多没有明显症状,或者症状或体征提示可疑宫颈癌、下生殖道异常出血、反复性交后出血或不明原因的阴道排液,行阴道镜检查时才发现病变。阴道镜检查时,除了常规检查宫颈,也应对阴道壁进行检查,包括醋酸试验或复方碘试验,阴道镜引导下对阴道异常区域最严重的病变部位进行活检。

四、阴道上皮内病变的治疗方案及随访

1. 阴道 LSIL 者

以保守优先,但需要严密观察并定期随访;可以选择药物治疗或物理治疗。药物包括 5%咪喹莫特软膏、5-氟尿嘧啶乳膏、干扰素、雌激素乳膏和三氯醋酸等。物理治疗包括 CO_2 激光、电灼等。

2. 阴道 HSIL 者

推荐积极治疗。组织学诊断排除浸润癌者,可选择物理治疗,如 CO_2 激光,但需严密随访。手术切除适用于保守治疗方法无效、病变进展风险高、不适合随访的患者。根据病变累及阴道的范围和病变的级别,选择阴道局部切除或阴道区段切除。绝经后阴道 HSIL 患者,如病变范围广泛累及整个阴道或高度怀疑阴道癌时,可考虑全阴道切除,但手术难度极大且并发症多,建议慎重施行。

3. 治疗后随访

需长期随访。治疗后每 6 个月随访 1 次,连续随访 2 年无异常,可改为每年随访 1 次。随访内容包括细胞学、HPV 检测和阴道镜检查。细胞学采样应涉及全阴道,重点采集阴道上段、阴道残端及两侧阴道陷凹处。

阴道上皮内病变治疗:医疗机构质控核心目标

长三角地区的阴道上皮内病变治疗:医疗机构质控核心目标,详见表 12-1。

表 12-1 医疗机构质控核心目标

序号	指标名称	指标类型	具 体 内 容	要 求
指标1	医师资质	过程指标	团队中的所有阴道镜医师必须到国内外知名的宫颈疾病诊治中心进修,并通过国家级阴道镜培训班培训认证。每 3 年必须重新认证以保持专业水平,并确保完成足够的工作量 **分子**:有资质医师的阴道镜检查的患者数 **分母**:接受阴道镜检查的患者总数	100% 为达标,否则为不达标
指标2	阴道镜检查记录	结构指标	转诊原因: 细胞学异常的级别(肉眼检查或影像学报告提示阴道癌患者可除外); 阴道镜检查是否充分(必须详细观察整个阴道); 各种病变的阴道镜特点; 病变级别的阴道镜印象; 阴道镜下活检的任何部位 **分子**:有详细记录的阴道镜检查患者数 **分母**:接受阴道镜检查的患者总数	100% 为 100 分,91%~99% 为 90 分,81%~90% 为 80 分,每降低 10% 扣 10 分,以此类推

序号	指标名称	指标类型	具 体 内 容	要　求
指标3	阴道镜诊断的准确性	结构指标	当阴道完全可见时,高级别病变（VaIN2/3 或更严重）的阴道镜诊断的阳性预测值应至少为65% **分子**:当阴道完全可见时,阴道镜诊断阴道高级别病变且病理证实高级别病变的患者数 **分母**:阴道镜诊断阴道高级别病变的患者总数	>65%为 100 分,51%～65%为 80 分,30%～50%为 60 分,<30%为 0 分
指标4	阴道镜下点活检	结构指标	阴道镜下见阴道醋白上皮或碘不染色区应进行活组织检查（100%）,怀孕期间的病例除外 在决定治疗时（尤其当考虑消融治疗）,必须要有细胞学和阴道镜检查发现与阴道镜引导下的活检结果 **分子**:除孕妇外,进行活检的患者数 **分母**:除孕妇外,进行活检的患者总数	达到要求比例为100 分,达到要求比例 90%～99%为80 分,达到要求比例 80%～89%为60 分,达到要求比例<80%为 0 分
指标5	活检充分性的质量标准	结构指标	>90%的活检组织应当适合做组织学分析。如果阴道镜下活检报告不足以进行组织学分析,应该对残留的病变再次进行阴道镜下活检 **分子**:活检组织适合做组织学分析的患者数 **分母**:进行活检的患者总数	>90% 为 100 分,85%～90%为 80 分,80%～84%为 60 分,<80%为 0 分
指标6	阴道镜引导下活检诊断阴道上皮内病变的质量标准	结构指标	阴道镜引导下活检病理诊断阴道上皮内病变占所有下生殖道上皮内病变>5% **分子**:阴道镜引导下活检病理诊断阴道上皮内病变的患者数 **分母**:阴道镜引导下活检病理诊断宫颈、阴道、外阴上皮内病变的患者总数	达到要求比例为100 分,达到要求比例 90%～99%为80 分,达到要求比例 80%～89%为60 分,达到要求比例<80%为 0 分

序号	指标名称	指标类型	具　体　内　容	要　求
指标7	消融治疗的质量标准	结构指标	所有患者在接受消融性治疗前必须具有明确的组织学诊断(100%) **分子**：接受消融性治疗前具有明确的组织学诊断的患者数 **分母**：接受消融性治疗的患者总数	达到要求比例为100分,达到要求比例90%~99%为80分,达到要求比例80%~89%为60分,达到要求比例<80%为0分

注：本质量指标体系综合医疗机构所有阴道上皮内病变治疗患者的诊疗过程和结果,每个质控指标均进行独立评价,体现环节质量控制点的质量水平。

阴道上皮内病变质控病例个案检查表单

长三角地区的阴道上皮内病变质控病例个案检查表单,详见表12-2。

表 12-2　质控病例个案检查表单

被检查医院：_____　　　住院号：_____

得分(满分100分)：_____　　　检查者：_____

项目	分值	检查内容	指标类型	评　分　标　准	扣分	得分
术前质控(45分)	5	病史收集情况	过程指标	1. 末次月经、妊娠史、避孕措施、首次性生活年龄、性伴侣数、性伴侣生殖道疾病史 2. 有无异常阴道流血、排液和性交后出血史 3. 既往宫颈癌筛查史、筛查结果和是否接种 HPV 疫苗 4. 既往有无下生殖道癌症及癌前病变病史、手术史、用药史 5. 有无免疫抑制史、既往内外科并发症、老年患者评估心肺功能 缺1项扣1分,扣完为止		

项目	分值	检查内容	指标类型	评 分 标 准	扣分	得分
术前质控（45分）	5	妇科检查	过程指标	阴道若有可见病灶,描述其大小和累及部位,缺1项扣2.5分,扣完为止		
	5	下生殖道癌阶梯诊断程序	过程指标	细胞学检查和(或)HR－HPV检测		
	20	阴道镜检查报告	过程指标	1. 阴道镜检查指征 2分 2. 宫颈可见性 1分 3. 鳞柱交界可见性 1分 4. 宫颈转化区类型(包括Ⅰ、Ⅱ、Ⅲ型) 1分 5. 阴道镜图像(阴道病变)特征的描述(病变程度、累及象限和病变边界的可见性) 5分 6. 阴道镜的诊断 3分 7. 记录阴道镜下阴道活检的部位、数目 2分 8. 至少保存1张典型的阴道镜图像 2分 9. 阴道镜检查后的建议 3分		
	5	阴道镜医师资质	过程指标	未经阴道镜专业培训,缺乏资质,扣5分		
	5	手术适应证	过程指标	手术指征不明确,扣5分		
术中质控（40分）	10	医师资质	过程指标	缺乏手术资质,扣10分		
	30	手术规范	过程指标	手术记录必须包括以下内容: 1. 激光手术指征;5分 2. 手术情况此次治疗次数;第 次(计划次数) 4分 3. 激光功率;3分 4. 治疗时间;3分 5. 治疗部位及大小;各5分,共10分 6. 术后告知 5分		

项目	分值	检查内容	指标类型	评　分　标　准	扣分	得分
术后质控（15分）	10	术后随访	结果指标	未告知随访内容、随访时间,扣5分 无术后随访资料,扣5分		
	5	术后健康宣教	结果指标	未进行健康宣教,扣5分		

注:本表单用于阴道上皮内病变治疗病例的个案检查,一个具体病例诊疗完成后,依据本表单进行全面评价,体现各质控环节是否规范。

阴道上皮内病变质控自查表单

长三角地区的阴道上皮内病变质控自查表单,详见表12-3。

表 12-3　质控自查表单

住院号:_____　患者姓名:_____　检查日期:_____　检查者:_____

项目	检　查　内　容	是	否(相关理由)
1	术前患者一般情况评估		
2	术前妇科检查		
3	术前按阶梯式诊断程序(HPV检测,细胞学检查-阴道镜检查-活检病理检查)		
4	手术指征明确		
5	手术方案合理规范		
6	告知治疗替代方案		
7	术中进行手术安全核查		
8	手术范围合理		

项目	检　查　内　容	是	否（相关理由）
9	术中规范操作并记录完善		
10	如发生不良医疗事件,有记录并上报		
11	术后记录中有后续治疗方案、随访内容及随访时间		

注：本表单用于住院诊疗病历自查或互查,于患者出院后病历定稿前完成。

参考文献

1. 中国优生科学协会阴道镜和宫颈病理学分会专家委员会.中国子宫颈癌筛查及异常管理相关问题专家共识(一)[J].中国妇产科临床杂志,2017,18(2),190-192.
2. 中国优生科学协会阴道镜和宫颈病理学分会专家委员会.中国子宫颈癌筛查及异常管理相关问题专家共识(二)[J].中国妇产科临床杂志,2017,18(3),286-288.
3. Perkins RB, Guido RS, Castle PE, et al. 2019 ASCCP Risk-Based Management Consensus Guidelines for Abnormal Cervical Cancer Screening Tests and Cancer Precursors[J]. J Low Genit Tract Dis, 2020, 24(2): 102-131.
4. 陈飞,尤志学,隋龙,等.阴道镜应用的中国专家共识[J].中华妇产科杂志,2020,55(7), 443-449.

附　　录

附录一　静脉血栓栓塞(VTE)风险
　　　　评估 Caprini 评分

评分	危 险 因 素
1分	年龄 41~59 岁
	计划性小手术
	近期大手术史
	静脉曲张
	炎症性肠疾病病史
	目前存在下肢水肿
	BMI>30
	急性心肌梗死(1 个月内)
	充血性心力衰竭(1 个月内)
	败血症(1 个月内)
	严重肺部疾病,包括肺炎(1 个月内)
	肺功能异常(慢性阻塞性肺疾病)
	需要卧床的患者
	下肢石膏固定
	中心静脉置管
	输血(1 个月内)
	其他危险因素
	口服避孕药或激素替代治疗
	妊娠或产后(1 个月内)
	原因不明死胎史,复发性自然流产(≥3 次),早产合并妊娠期高血压疾病或胎儿生长受限

评分	危　险　因　素
2分	年龄 60~74 岁 大手术（手术时长≤60 min） 关节镜手术（手术时长>60 min） 腹腔镜手术（手术时长>60 min） 恶性肿瘤病史 肥胖（BMI>40）
3分	年龄≥75 岁 大手术（指手术时长为 2~3 h） BMI>50（静脉淤血综合征） 浅静脉、深静脉血栓或肺栓塞病史 深静脉血栓或肺栓塞家族史 目前罹患恶性肿瘤或接受化疗 目前存在因子 V Leiden 基因突变 凝血酶原 20210A 阳性 血清同型半胱氨酸水平升高 狼疮抗凝物阳性 抗心磷脂抗体阳性 肝素诱导的血小板减少 其他血栓形成倾向
5分	择期下肢关节置换术 髋关节、骨盆或下肢骨折 脑卒中（1 个月内） 多发性创伤（1 个月内） 畸形脊髓损伤或瘫痪（1 个月内） 大手术（手术时长≥3 h）

附录二　深静脉血栓风险因素评分表
（复旦大学附属妇产科医院简约版）

相应分值 风险因素		0 分	1 分	2 分	3 分
年龄（岁）		<40	40~50	51~60	>60
BMI=体质量（kg）/身高^2（m^2）		<25	25~27	27~30	>30
疾病性质		良性	/	（可疑） 恶性	/
手术情况预估	手术规模或时间	小手术或 ≤30 min	中手术或 ≤2 h	大手术或 ≥2 h	盆腔淋巴 结清扫术
	手术方式	/	腹腔镜	/	/
询问病史	既往史	无血栓史	/	有血栓史	/
	合并高凝、高脂血症或心血管疾病	无	/	有	/

总风险因素评分：＿＿＿分

附录三　深静脉血栓风险等级及推荐的预防措施

风险等级	低危 （0~1 分）	中危 （2 分）	高危 （3~4 分）	极高危 （≥5 分）
推荐的预防措施	鼓励早期活动	鼓励早期活动 建议使用弹力袜	鼓励早期活动 建议使用弹力袜 腿部充气压力泵	鼓励早期活动 建议使用弹力袜 腿部充气压力泵 使用抗凝药物

附录四 深静脉血栓推荐措施及措施实施情况记录

风险等级及推荐措施健康教育	措施落实记录(按实际情况记录)	签 名
□ 低危 □ 中危 □ 高危 □ 极高危 □ 鼓励早期活动 □ 建议使用弹力袜 □ 腿部充气压力泵 签名: 日期:	开始下床活动:□ 术后第 1 天 □ 术后第 2 天 □ 术后第 3 天 能步行至走廊:□ 术后第 1 天 □ 术后第 2 天 □ 术后第 3 天 弹力袜:□ 使用 □ 未使用 腿部充气压力泵:□ 使用 □ 未使用	

附录五 PS 评分表

评 分	患者的活动状态
0	活动能力完全正常,与起病前活动能力无任何差异
1	能自由走动及从事轻体力活动,包括一般家务或办公室工作,但不能从事较重的体力活动
2	走动自如及生活自理,但已丧失工作能力,日间不少于一半时间起床活动
3	生活部分自理,日间一半以上时间卧床或坐轮椅
4	卧床不起,生活不能自理
5	死亡

注:PS 评分表是一个较简化的活动状态评分表,将患者的活动状态分为0~5共6级。一般认为活动状况3、4级的患者不适宜进行化疗。

附录六　Karnofsky 评分表(KPS)

评　分	健康状况自我评分
100	身体正常,无任何不适
90	能进行正常活动,有轻微不适
80	勉强可以活动,稍有不适
70	生活可自理,但不能维持正常生活或工作
60	有时需他人扶助,但大多数时间可自理
50	常需他人照料
40	生活不能自理,需特别照顾
30	生活严重不能自理
20	病重,需住院积极支持治疗
10	病危,临近死亡
0	死亡

注: Karnofsky 评分表依据患者能否正常活动、病情、生活自理程度,把患者的健康状况视为总分 100 分,10 分一个等级。得分越低,健康状况越差,若低于 60 分,许多有效的抗肿瘤治疗即无法实施。

附录七　CT 评分

临　床　特　征	分　值
年龄　≥60 岁	1
CA125　≥600	1

临　床　特　征	分　值
ASA 3~4	1
影像学特征	
脾门或脾脏韧带病灶	1
肝门或肝十二指肠韧带病灶	1
肾静脉水平以上腹主动脉旁淋巴结	1
广泛小肠粘连或腹膜增厚	1
中—大量腹水	2
胆囊窝或叶间裂病灶	2
小网膜囊病灶>1 cm	2
肠系膜上动脉根部病灶	4

注：具体选择初始手术或新辅助化疗的分值需根据各妇科肿瘤中心综合实力评估。

附录八　Fagotti 评分

腹腔镜下所见	分　值
大块或粟粒样腹膜种植病灶	2
广泛腹膜浸润性病灶或者大部分膈肌表面病灶	2
肠系膜根部受累	2
大网膜并累及近胃大弯处	2
小肠（大肠）切除（不包括乙状结肠切除）及（或）肠襻上病灶的广泛种植	2
肿瘤侵及胃壁	2
肝表面病灶大于 2 cm	2

注：Fagotti 评分的分值<8 分者，可行初始肿瘤细胞减灭术（PDS）；分值≥8 分者，推荐新辅助化疗。具体选择可根据各妇科肿瘤中心综合实力评估。

附录九 子宫内膜异位症诊治流程图（2021 版）

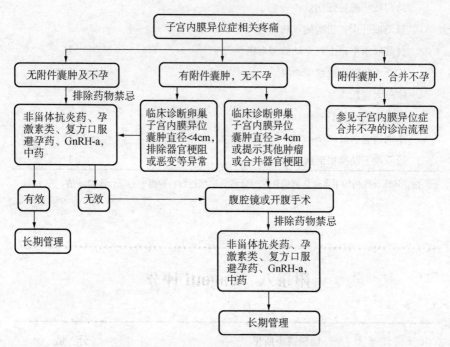

注：GnRH-a 表示促性腺激素释放激素激动剂

图（附录九-1） 子宫内膜异位症相关疼痛的诊治流程图

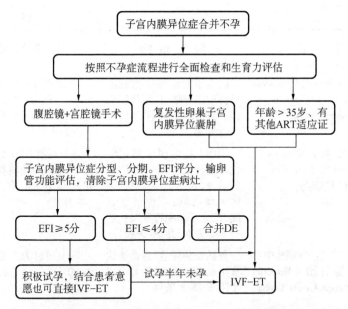

注：EFI 表示子宫内膜异位症生育指数；IVF－ET 表示体外受精-胚胎移植；DE 表示深部型子宫内膜异位症；ART 表示辅助生殖技术

图(附录九-2) 子宫内膜异位症合并不孕的诊治流程图

附录十 常用肠道功能评价量表的相关指标及意义

量 表	评价指标	结果判读
Wexner 大便失禁评分	又称控制排便情况评分，包括排气、液体便、固体便发生频率，是否需要使用纸垫和生活习惯改变等 5 项	每个项目 0~4 分，总分 20 分，根据得分评估大便失禁严重程度，分值越高表示控便能力越差
Wexner 便秘评分	又称克利夫兰诊所便秘评分系统，包括排便频率、时间、完整性、疼痛等 8 个参数	参数为 0~2 分或 0~4 分，总分为 30 分；以各项累积得分 15 分为界值，≥15 分为严重便秘

量 表	评价指标	结果判读
KESS 便秘评分（Knowles-Eccersley-Scott symptom questionnaire, KESS）	侧重于对便秘严重程度及分型的评估,包括便秘病程、泻药使用、排便频率等 11 个参数	参数为 0~3 分或 0~4 分,总分为 39 分,得分越高,病情越严重（正常人群为 2 分）
胃肠道生活质量指数（gastrointestinal quality of life index, GIQLI）	GIQLI 是专用于测定消化系统疾病患者生存质量的量表,包括自觉症状、躯体生理功能、心理情绪状况、社会活动和特殊疾病状况 5 个方面,共 36 条项目	每个问题 0~4 分,总分为 144 分,分值越高,健康状况越好（正常人群为 126 分）
纪念斯隆凯特林癌症中心肠道功能评分（Memorial Sloan Kettering Cancer Center, MSKCC）	包括便频便急、排便受饮食影响和排便感觉异常 3 个因子 18 个条目	每个项目为 5 分,总分为 90 分,总分越高,肠道功能越好
低位直肠前切除综合征评分（low anterior rectal resection syndrome, LARS）	评估低位直肠前切除术后患者的排便功能,根据排便频率及程度的不同分别赋予不同的分值	0~20 分为"无 LARS",21~29 分为"轻度 LARS",30~42 分为"重度 LARS"

附录十一 特殊部位异位妊娠的评估和治疗原则

一、剖宫产切口妊娠的评估和治疗原则

1. 经阴道超声是首选诊断方法,必要时采用经阴道超声联合经腹超声。MRI 是二线诊断方法。评估时至少需要检测 1 次血 hCG。

2. 在孕早期采取手术或药物治疗终止妊娠。手术前可先行子宫动脉栓塞术。

二、宫颈妊娠的评估和治疗原则

1. 经阴道超声是首选诊断方法。超声提示宫腔无妊娠物,宫颈桶状增粗,

妊娠囊位于宫颈内口以下水平。评估时至少需要检测 1 次血 hCG。

2. 可考虑 MTX 治疗。对于出血量大者可考虑行子宫动脉栓塞术后手术刮除妊娠物。

三、宫角妊娠的评估和治疗原则

1. 经阴道超声是首选诊断方法。超声诊断标准为：妊娠物位于宫角部位，与内膜线相延续，其外上方被完整的肌层包绕。宫角妊娠与输卵管间质部妊娠的超声下的区别是：输卵管间质部妊娠位于近宫角部位，与内膜不延续，其外侧仅有菲薄肌层（<5 mm）包绕。评估时至少需要检测 1 次血 hCG、必要时间隔 48 h 复测血 hCG 来辅助决定治疗方案。

2. 腹腔镜或开腹手术切除宫角。

四、卵巢妊娠的评估和治疗原则

1. 卵巢妊娠无统一超声诊断标准，评估时需要至少检测 1 次血 hCG、必要时间隔 48 h 复测血 hCG。

2. 如果需要腹腔镜下明确诊断则首选手术治疗；如果手术治疗风险高也可选择 MTX 治疗。如果手术后血 hCG 持续不降可选择 MTX 治疗。

五、腹腔妊娠的评估和治疗原则

1. 超声是诊断腹腔妊娠的首选方法。超声下可见宫腔内和附件区未见妊娠物；妊娠囊周围被肠曲包绕而无子宫肌层环绕。血 hCG 升高可辅助超声诊断。MRI 也可用于辅助诊断。

2. 早期腹腔妊娠首选腹腔镜下切除病灶，备选方案为超声引导下 MTX 杀胚治疗。晚期腹腔妊娠行开腹手术。

六、宫内外同时妊娠的评估和治疗原则

1. 超声是首选诊断方法。血 hCG 的数值评估价值有限。

2. 只有当预计宫内妊娠不可存活或患者无生育意愿时才考虑 MTX 治疗。生命体征稳定者可选择异位妊娠胚囊局部注射氯化钾或高渗葡萄糖，也可选择手术治疗。血流动力学不稳定者首选手术治疗。如果超声判断异位妊娠物存活可能性小，也可选择期待随访。

附录十二　尿动力学报告解读

膀胱测压：目的是区别逼尿肌过度活动（膀胱的非自主性收缩）和压力性尿失禁（因腹压增加导致的漏尿）。

逼尿肌压力：膀胱本身固有的力量所产生的压力（膀胱内压力减去腹内压力所得）

最大膀胱容量：开始排尿时的膀胱容量（正常值<650 mL；<300 mL 或 >800 mL，严禁做压力性尿失禁手术）。

膀胱顺应性：指逼尿肌压力变化后的相应体积改变，代表膀胱壁的弹性。

尿道压力曲线（UPP）：尿道测压，指测定膀胱静止状态时尿道全长各段压力，并将结果以尿道压力曲线图形式表达出来。

液桥试验：同时测定膀胱和尿道的压力。阳性：① 膀胱颈关闭功能不全，增加腹压时膀胱内尿液将进入近端尿道，即膀胱压力与尿道压力相等；② 尿道外括约肌关闭功能不全时，尿道远端液桥试验也为阳性。

尿流率：指单位时间内经尿道排出的尿量（mL/s），可以是持续性或中断性或间歇性的，排尿量是经尿道排出的总尿量，尿流时间是指可测定尿流实际出现的时间。

膀胱顺应性：膀胱容量的变化除以逼尿肌压力的变化。

膀胱过度活动：在膀胱充盈期间，任何自发或诱发的收缩均为异常。

排尿功能尚无正常值标准：首次排尿感时膀胱容量 100~200 mL，正常尿意 150~350 mL，尿急 250~500 mL，最大膀胱容量 300~600 mL。

逼尿肌过度活动：患者存在无法抑制的因逼尿肌收缩引起的尿急或漏尿。

正常尿流率：15~30 s 尿液体积>200 mL；最大流速>15 mL（在校正干扰后）；尿流呈连续性单曲线；尿流率<15 mL/L 可能提示出口梗阻或逼尿肌无力，或在排尿期间有明显的 Valsalva 动作。

最大尿道闭合压：最大尿道压和膀胱内压之间的差值。

功能性尿道长度：尿道压超过膀胱内压的尿道长度。25 岁以下女性的平均最大尿道闭合压是 90 cmH_2O，64 岁以上女性的平均值为 65 cmH_2O。绝经后平均功能性尿道长度降低，雌激素可增加尿道长度和最大尿道压。

腹部漏尿点压力：在没有逼尿肌收缩的情况下，因腹压升高而发生漏尿时的膀胱内压力，用来评估固有括约肌的功能。

压力性尿失禁	急迫性尿失禁	混合性尿失禁
· 指缺乏逼尿肌收缩的情况下，膀胱压力超过尿道压力而导致尿液不自主流出，多在咳嗽和运动等腹压增加时发生，为压力差导致的尿流出 · 功能性尿道短 · 最大尿道闭合压下降 · 最大尿道压下降 · 液桥试验可协助鉴别真性压力性尿失禁（SUI）	· 指有突然和强烈排尿感后发生的尿失禁 · 病理生理基础为膀胱过度活动症和逼尿肌不稳定性收缩 · 分为运动型（逼尿肌不稳定或尿道括约肌不自主松弛，缺乏感觉的情况下尿失禁）和感觉型（仅有急迫性尿失禁，无逼尿肌无抑制性收缩，有强烈尿意感和持续排尿感） · 尿道压正常	· 指压力性尿失禁与急迫性尿失禁同时存在 · 伴有一定程度的尿道括约肌功能不良 · 以急迫性尿失禁为主，可表现为功能性膀胱容量减少，膀胱顺应性减低 · 以压力性尿失禁为主，主要表现为尿道关闭功能不全（功能性尿道长度变短，尿道压力及尿道闭合压降低）

附录十三　盆腔器官脱垂家属谈话相关内容

1. 盆底功能障碍手术

（1）术后排尿困难、尿潴留或症状不能完全缓解；术后溢尿症状先减轻后加重；术后新出现的尿失禁；

（2）术后排便困难；

（3）术后复发，需再次手术；

（4）手术失败，短期内出现阴道壁膨出或阴道顶脱垂；

（5）术后无法进行性生活；

（6）输尿管、膀胱、尿道损伤致输尿管瘘、尿瘘、粪瘘可能；

（7）术后剩余阴道病变。

2. 使用植入性材料
（1）异物反应；

（2）网片侵蚀,术后需取出；

（3）网片排异,需多次修剪可能；

（4）继发感染或局部组织缺血坏死致尿瘘、粪瘘。

附录十四　盆底功能障碍问卷(PFDI‑20)

如果您有下列症状,请选择影响程度。每项选择的分值标在"□"后(0~4分),分数越高对生活质量影响越大。

盆腔器官脱垂窘迫量表6(pelvic organ prolapse distress inventory 6, POPDI‑6)

1. 经常体验到下腹腹压吗?

□ 0,没有；　□ 有;如果有,对您的影响如何：

□ 1,没有影响；　□ 2,轻度影响；　□ 3,中度影响；　□ 4,重度影响

2. 经常感到盆腔坠胀吗?

□ 0,没有；　□ 有;如果有,对您的影响如何：

□ 1,没有影响；　□ 2,轻度影响；　□ 3,中度影响；　□ 4,重度影响

3. 经常看到或感到阴道有肿物脱出吗?

□ 0,没有；　□ 有;如果有,对您的影响如何：

□ 1,没有影响；　□ 2,轻度影响；　□ 3,中度影响；　□ 4,重度影响

4. 曾经需要推压阴道或直肠周围来协助排便吗?

□ 0,没有；　□ 有;如果有,对您的影响如何：

□ 1,没有影响；　□ 2,轻度影响；　□ 3,中度影响；　□ 4,重度影响

5. 经常有膀胱排尿不尽的感觉吗?

□ 0,没有；　□ 有;如果有,对您的影响如何：

□ 1,没有影响；　□ 2,轻度影响；　□ 3,中度影响；　□ 4,重度影响

6. 曾经不得不用手指托起阴道的膨出部分来协助排尿吗?

    □ 0,没有;   □ 有;如果有,对您的影响如何:

    □ 1,没有影响;   □ 2,轻度影响;   □ 3,中度影响;   □ 4,重度影响

计算此栏目平均分为(各题分数相加/6):   **分数:____分**

可评价,请填下表

不可评价,原因:研究对象拒绝或失访;其他_____。

结直肠肛门窘迫量表 8(colorectal-anal distress inventory 8, CRADI‐8)

7. 便秘,排便困难

    □ 0,没有;   □ 有;如果有,对您的影响如何:

    □ 1,没有影响;   □ 2,轻度影响;   □ 3,中度影响;   □ 4,重度影响

8. 无法排尽大便

    □ 0,没有;   □ 有;如果有,对您的影响如何:

    □ 1,没有影响;   □ 2,轻度影响;   □ 3,中度影响;   □ 4,重度影响

9. 在大便成形的情况下,经常不能控制排便

    □ 0,没有;   □ 有;如果有,对您的影响如何:

    □ 1,没有影响;   □ 2,轻度影响;   □ 3,中度影响;   □ 4,重度影响

10. 当大便松散时,经常不能控制排便

    □ 0,没有;   □ 有;如果有,对您的影响如何:

    □ 1,没有影响;   □ 2,轻度影响;   □ 3,中度影响;   □ 4,重度影响

11. 经常不能控制肛门排气

    □ 0,没有;   □ 有;如果有,对您的影响如何:

    □ 1,没有影响;   □ 2,轻度影响;   □ 3,中度影响;   □ 4,重度影响

12. 经常在排便时感到疼痛

    □ 0,没有;   □ 有;如果有,对您的影响如何:

    □ 1,没有影响;   □ 2,轻度影响;   □ 3,中度影响;   □ 4,重度影响

13. 排便急迫,必须立刻排便

    □ 0,没有;   □ 有;如果有,对您的影响如何:

    □ 1,没有影响;   □ 2,轻度影响;   □ 3,中度影响;   □ 4,重度影响

14. 在排便时或之后感到有肠管从直肠脱出吗?

    □ 0,没有;   □ 有;如果有,对您的影响如何:

□ 1,没有影响； □ 2,轻度影响； □ 3,中度影响； □ 4,重度影响

计算此栏目平均分为(各题分数相加/8)： 分数：____分

可评价,请填下表

不可评价,原因：留置尿管或无法自行排尿；研究对象拒绝或失访；其他
_____。

尿窘迫量表 6(urinary distress inventory 6, UDI - 6)

15. 经常感到尿频吗?

□ 0,没有； □ 有;如果有,对您的影响如何：

□ 1,没有影响； □ 2,轻度影响； □ 3,中度影响； □ 4,重度影响

16. 经常有与排尿急迫相关的漏尿吗? 就是有必须立刻排尿的强烈
感觉。

□ 0,没有； □ 有;如果有,对您的影响如何：

□ 1,没有影响； □ 2,轻度影响； □ 3,中度影响； □ 4,重度影响

17. 经常有咳嗽、打喷嚏或大笑引起的漏尿吗?

□ 0,没有； □ 有;如果有,对您的影响如何：

□ 1,没有影响； □ 2,轻度影响； □ 3,中度影响； □ 4,重度影响

18. 经常有少量漏尿吗(点滴漏尿)?

□ 0,没有； □ 有;如果有,对您的影响如何：

□ 1,没有影响； □ 2,轻度影响； □ 3,中度影响； □ 4,重度影响

19. 经常排空膀胱有困难吗?

□ 0,没有； □ 有;如果有,对您的影响如何：

□ 1,没有影响； □ 2,轻度影响； □ 3,中度影响； □ 4,重度影响

20. 经常感到下腹或生殖道不适吗?

□ 0,没有； □ 有;如果有,对您的影响如何：

□ 1,没有影响； □ 2,轻度影响； □ 3,中度影响； □ 4,重度影响

计算此栏目平均分为(各题分数相加/6)： 分数____分

得出每栏目的平均分(0~4)×25(0~100),相加得出总评分(0~300)。

评分：____分

▪▪

附录十五　盆腔器官脱垂及尿失禁性 功能问卷（PISQ－12）

1. 你多久有一次性欲望？这种欲望可以指想做爱、计划做爱、因缺乏性 生活而感到沮丧等。

   □ （1）一直 （2）经常 （3）有时 （4）很少 （5）从没有过

2. 你与伴侣性交时是否有高潮？

   □ （1）一直 （2）经常 （3）有时 （4）很少 （5）从没有过

3. 你与伴侣进行性生活时是否感到兴奋？

   □ （1）一直 （2）经常 （3）有时 （4）很少 （5）从没有过

4. 你对目前的性生活丰富程度感到满意吗？

   □ （1）一直 （2）经常 （3）有时 （4）很少 （5）从没有过

5. 你性交时是否感到疼痛？

   □ （1）一直 （2）经常 （3）有时 （4）很少 （5）从没有过

6. 你性交时是否会尿失禁？

   □ （1）一直 （2）经常 （3）有时 （4）很少 （5）从没有过

7. 是否害怕（大便或者小便的）失禁会妨碍你的性生活？

   □ （1）一直 （2）经常 （3）有时 （4）很少 （5）从没有过

8. 你是否会因为阴道膨出（不管是膀胱、直肠还是阴道的膨出）而避免 性交？

   □ （1）一直 （2）经常 （3）有时 （4）很少 （5）从没有过

9. 当你和伴侣性交时,有没有如害怕、厌恶、害羞或者内疚这样负面的 情绪？

   □ （1）一直 （2）经常 （3）有时 （4）很少 （5）从没有过

10. 你的伴侣是否有影响你们性生活的勃起障碍？

    □ （1）一直 （2）经常 （3）有时 （4）很少 （5）从没有过

11. 你的伴侣是否有影响你们性生活的早泄问题？

　　□　（1）一直　（2）经常　（3）有时　（4）很少　（5）从没有过

12. 与你以前曾有过的高潮相比,过去 6 个月你的性高潮程度如何？

　　□　（1）一直　（2）经常　（3）有时　（4）很少　（5）从没有过

评估得分　＿＿＿＿＿＿＿＿分

调查日期：　　年　月　日

调查者：＿＿＿＿＿＿